帮您弄懂 高血压

一说就懂

云南省阜外心血管病医院 编著

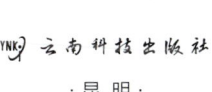

云南科技出版社

·昆明·

图书在版编目（CIP）数据

医说就懂.帮您弄懂高血压/云南省阜外心血管病医院编著.--昆明：云南科技出版社，2024.6
ISBN 978-7-5587-4785-4

Ⅰ.①医… Ⅱ.①云… Ⅲ.①高血压—防治—基本知识 Ⅳ.①R

中国国家版本馆CIP数据核字(2023)第015006号

医说就懂　帮您弄懂高血压
YI SHUO JIU DONG BANG NIN NONGDONG GAOXUEYA

云南省阜外心血管病医院　编著

出 版 人：	温　翔
策　　划：	邓玉婷
责任编辑：	邓玉婷
封面设计：	长策文化
插画绘制：	云南财经大学教师　饶简元　王嘉鹏等
案例撰文：	董一丹
责任校对：	孙玮贤
责任印制：	蒋丽芬

书　　号：	ISBN 978-7-5587-4785-4
印　　刷：	昆明瑆煜印务有限公司
开　　本：	787mm×1092mm　1/32
印　　张：	4.625
字　　数：	190千字
版　　次：	2024年6月第1版
印　　次：	2024年6月第1次印刷
定　　价：	36.00元

出版发行：云南科技出版社
地　　址：昆明市环城西路609号
电　　话：0871-64192372

版权所有　侵权必究

基 金 号

（1）云南省阜外心血管病医院人才托举计划-学科发展支持计划
（编号：2024RCTJ-XK002、2024RCTJ-XK003）
（2）云南省阜外心血管病医院心力衰竭诊疗省创新团队项目
（编号：202005AE160020）
（3）云南省教育厅科学研究基金项目（2024J0329）
（4）云南省心血管病临床医学中心项目（编号：FZX2019-06-01）
（5）云南高原心血管病流行特征、发病机制、诊疗新技术研究及应用示范项目（项目编号：202103AC100004）

编 委 会

主　编： 张　雯　赵雅静　王　红
副主编： 钱懿铁　张　黎　杨　娟　李　静　李　然　张世超
审　校： 郭子宏
编　者：（按姓氏笔划排序）

王林蓝　方剑云　王金凤　甘亚莲　石　娜　李　迪
汪晓甜　宋　楠　张俊憙　张彩艳　杨雪松　杨孟秋
杨梦媛　杨玉垂　罗琼凤　易春秀　钱亚蓉　胡　勇
徐　骞　蒋菊会　彭兴玲　熊如钊　潘凤琼

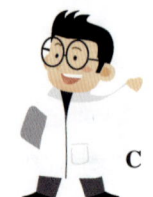

目录
CONTENTS

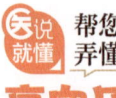

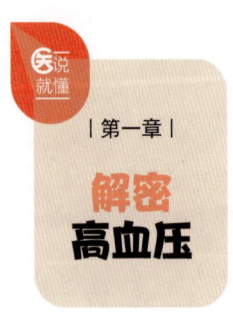

| 第一章 |
| 解密高血压 |

如今对于高血压的认知较两千多年前的古人不可同日而语，现代医学对高血压的研究较为深入。不同原因对血压均有影响，与我们的生活作息密切相关。

1. 血压是个什么事 …………………………………… 3
2. 如何进行家庭血压监测 …………………………… 4
3. 正常血压值如何界定 ……………………………… 6
4. 正确验证高血压的几大途径 ……………………… 8
5. 自测血压的重要性 ………………………………… 9
6. 24 小时动态血压检查是怎么回事 ……………… 10
7. 导致血压升高的几大因素 ………………………… 11
8. 哪些人群易患高血压 ……………………………… 12
9. 主动参与，认知血压 ……………………………… 13
10. 确诊高血压后需要做什么 ……………………… 14
11. 高血压如何分层 ………………………………… 15
12. 不能光靠症状来判断高血压 …………………… 17

13. 高压升高和低压升高分别意味着什么 …………… 18
14. 被诊断为重度高血压是否有生命危险 …………… 19
15. "白大衣高血压"是什么 …………………………… 19
16. 隐匿性高血压 ………………………………………… 20
17. 什么是继发性高血压 ………………………………… 21
18. 海拔对血压的影响 …………………………………… 23
19. 气温对血压的影响 …………………………………… 24
20. 青少年可能得高血压吗 ……………………………… 25
21. 老年高血压的特点 …………………………………… 26
22. 特殊类型的高血压 …………………………………… 28
23. 作息与高血压的关系 ………………………………… 29
24. 职业对血压的影响 …………………………………… 30

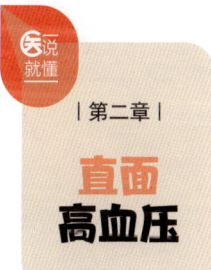

| 第二章 |
| 直面高血压 |

高血压是无声的杀手,可引起心脑肾等重要器官损伤,严重的可引发脑卒中、肾衰竭、心肌梗死等并发症,危害健康。

1. 高血压与高脂血症、高尿酸血症的关系 …………… 34
2. 高血压容易引起哪些并发症 ………………………… 35
3. 高血压会对眼睛造成哪些损伤 ……………………… 36
4. 高血压会对肾脏产生损害吗 ………………………… 37

5. 高血压对心脏的影响 ………………………………… 38

6. 高血压与心肌梗死 …………………………………… 39

7. 头晕、头痛与高血压 ………………………………… 40

8. 你的心脏能撑多久 …………………………………… 40

9. 高血压引发脑卒中 …………………………………… 41

10. 脑卒中的先兆 ………………………………………… 42

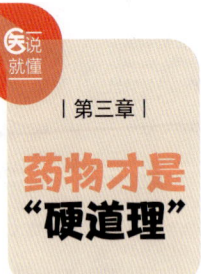

| 第三章 |

药物才是"硬道理"

要战胜高血压，目前有几种手段，其中最重要的手段就是药物规范治疗。人得了病要吃药，这是所有人都知道的道理，但是，治疗高血压的药物和治疗其他病的药物不同，一般来说，都需要终身服用。

1. 降压是关键 …………………………………………… 46

2. 为什么要终身服药且适时调整 ……………………… 46

3. 常见的降压药有哪些 ………………………………… 47

4. 正确应对降压药的副作用 …………………………… 48

5. 降压药该选国产的还是进口的 ……………………… 49

6. 什么时候该服用降压药 ……………………………… 50

7. 服药期间应注意些什么 ……………………………… 51

8. 服药后血压稳定可以停药吗 ………………………… 52

9. 用药后血压波动怎么办 ……………………………… 53

10. 服用药物也无法降压该怎么办 ……………………… 55

11. 改变生活方式后可以不服药吗 …………………… 55
12. 青少年得了高血压该如何用药 …………………… 56
13. 老年人该如何使用降压药 ………………………… 57

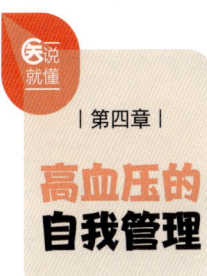

| 第四章 |
高血压的自我管理

自我管理是药物治疗的基础。生活方式的干预不仅可以辅助降压,还可以稳定效果,减少药物的剂量,降低高血压这个杀手的杀伤力。

1. 高血压患者日常生活中的注意事项 ……………… 61
2. 高血压患者日常生活之"饮食篇" ………………… 62
3. 少盐生活:科学控制盐的摄入 …………………… 63
4. 蛋白质:保持血管年轻 …………………………… 64
5. 和香烟说再见 ……………………………………… 65
6. 高血压患者可以喝酒吗 …………………………… 66
7. 肥胖与高血压 ……………………………………… 67
8. 高血压患者日常生活之"锻炼篇" ………………… 68
9. 高血压患者如何做运动 …………………………… 69
10. 精神压力——高血压的制造者 …………………… 71
11. "心平气和"对你很重要 …………………………… 72
12. 睡眠障碍与高血压 ………………………………… 73

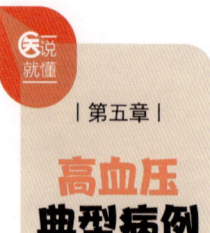

| 第五章 |

高血压典型病例

通过一些高血压的典型病例,我们把高血压患者踩过的坑都列举一下,希望大家在这些陷阱面前保持清醒的头脑,不要再次掉到坑里。

1. 高血压并发脑梗死 …………………………… 76
2. 左右手血压不对称 …………………………… 77
3. 高血压合并肾功能衰竭 ……………………… 78
4. 高血压合并心衰 ……………………………… 79
5. 高血压合并眼底出血 ………………………… 80
6. 原发性醛固酮增多症 ………………………… 81
7. 单纯收缩压升高 ……………………………… 82
8. 不可对血压漠不关心 ………………………… 83
9. 不良生活方式导致血压升高 ………………… 84
10. 高血压并发脑出血 …………………………… 85
11. 降压药能停吗 ………………………………… 86
12. 气候变化引起血压波动 ……………………… 86
13. 海拔变低引起血压波动 ……………………… 87
14. 海拔变高引起血压波动 ……………………… 88
15. 吸烟合并高血压 ……………………………… 89
16. 降压药能分享吗 ……………………………… 90
17. 不能擅用别人的降压药方 …………………… 91

18. 高血压"只得一次" ……………………………… 92
19. 凭感觉降压 ……………………………………… 93
20. 吃零食治高血压 ………………………………… 94
21. 我那么瘦，怎么会得高血压呢 ………………… 95
22. 高血压与生活习惯 ……………………………… 96

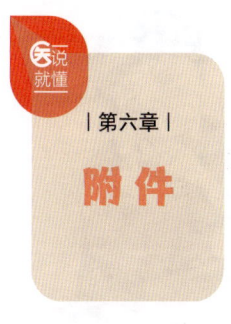

第六章

附件

基层常用降压药物用法、适应证、禁忌证及不良反应………… 99
中国 3~17 岁男童每岁、身高对应的血压标准 …………… 103
中国 3~17 岁女童每岁、身高对应的血压标准 …………… 106
常见富含钠的食物（/100g 食物） ………………………… 110
常见富含钾的食物（/100g 食物） ………………………… 111
常见高饱和脂肪酸食物（/100g 食物） …………………… 112
常见高胆固醇食物（/100g 食物） ………………………… 113

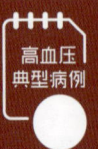

白大衣高血压

高血压典型病例

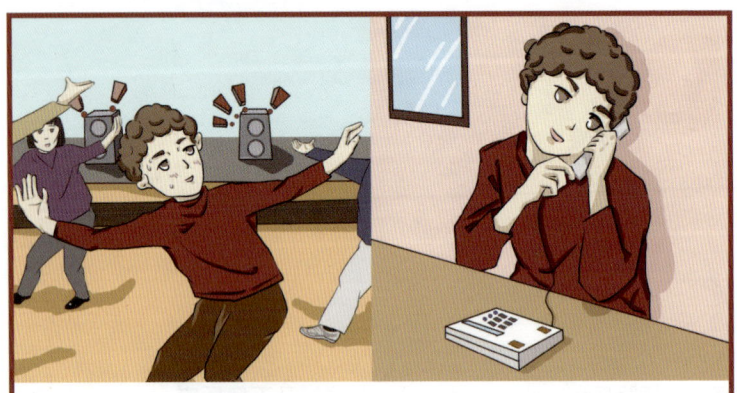

- 王阿姨晨练回家后,接到了嫁到国外女儿的电话:

宝贝,你在国外好不好啊?

 妈,我在国外挺好的,倒是您要注意身体,您都多久没有体检了,去做一下吧!

知道了知道了,明天就去,你也注意休息啊!

● 第二天,王阿姨去医院做体检。

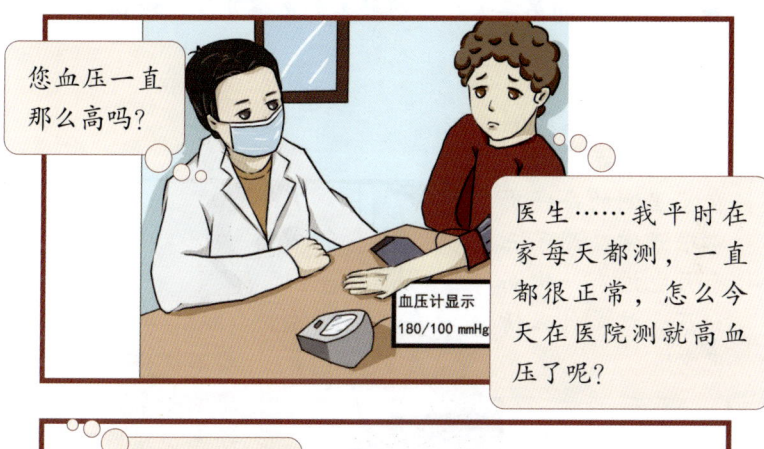

● 接下来的三个月里,一日三次血压测量结果都正常。

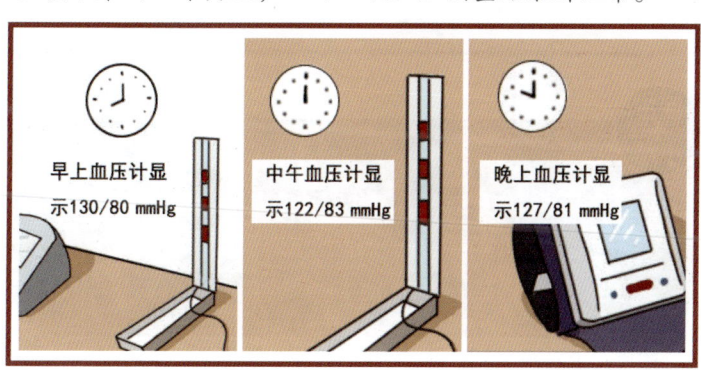

● 三个月后的第二天,王阿姨来到医院复查,检查结果还是血压高。

医生,我在医院测的血压都是高的,在家里测的每一次都很正常,测了三个月也没有一次高血压,这是什么情况啊!

要不这样,我给您做一个24小时动态血压监测,看看结果。

● 第二天,王阿姨把24小时动态血压监测报告单拿给医生看,上面显示血压完全正常!这到底是怎么回事呀?

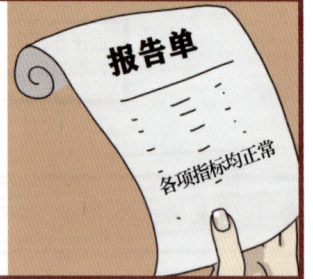

医生小结 白大衣高血压是指患者到医疗机构测量时血压偏高,但自己在家测量血压或者做24小时动态血压监测时,血压并不高,也叫单纯诊室高血压。如果检测血压没有太大的波动,以家庭监测结果为准,可以暂时不用药物治疗。

绘画:王嘉鹏 王艺臻 指导教师:饶简元

高血压不规律用药的危害

高血压典型病例

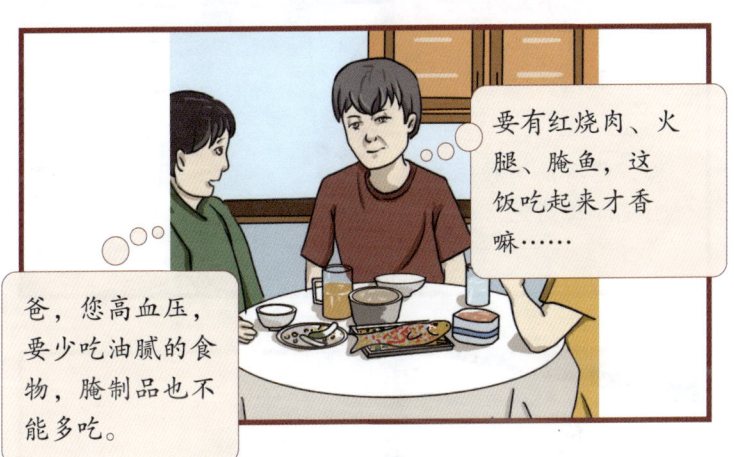

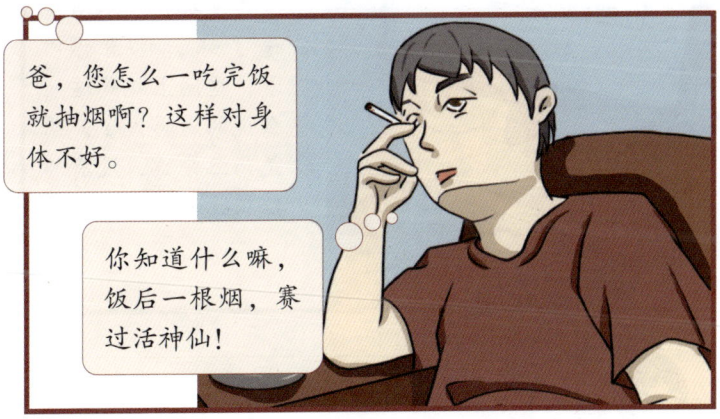

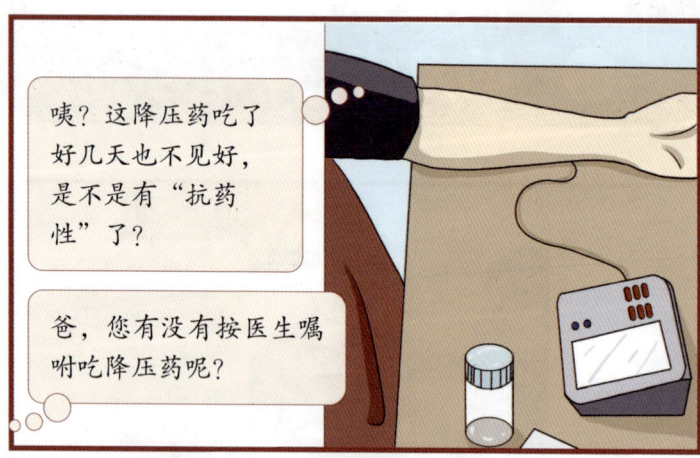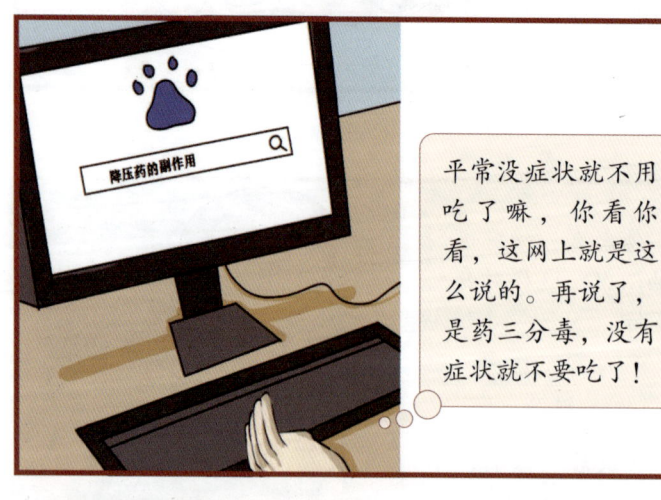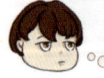

● 第二天早上

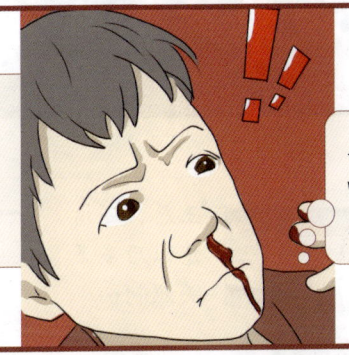

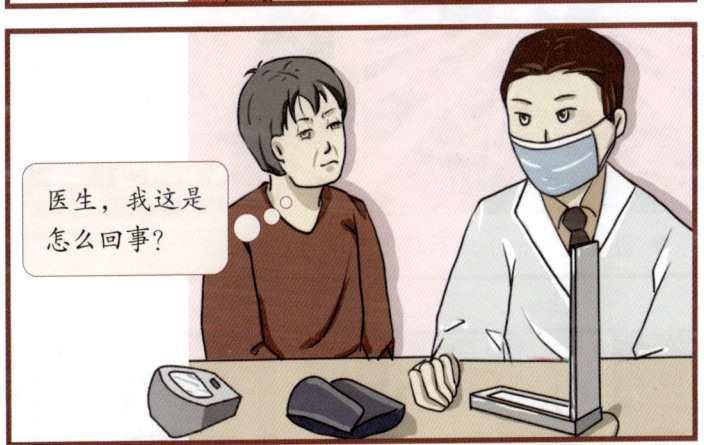

医生小结 高血压属于慢性病，是需要规范服药的，以免病情进一步发展，达到目标血压后仍需长期维持，千万不可以自作主张改药或停药哦，应该遵循医嘱服药，这样才安全有效！

绘画：沈纬晳 吴燕　　指导教师：饶简元

重视单纯舒张压升高

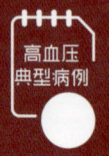
高血压典型病例

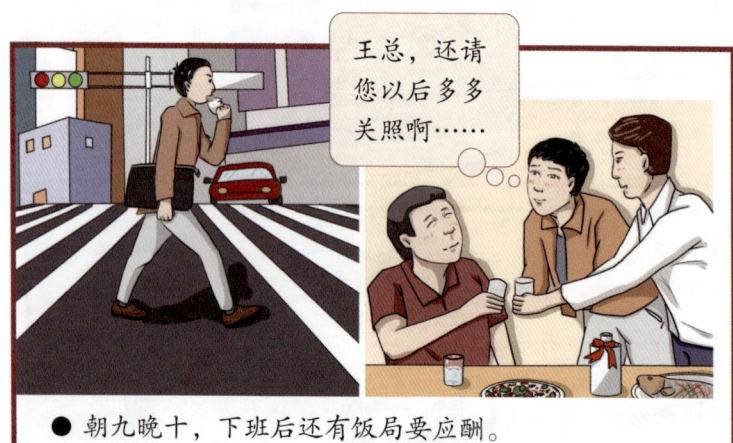

● 朝九晚十,下班后还有饭局要应酬。

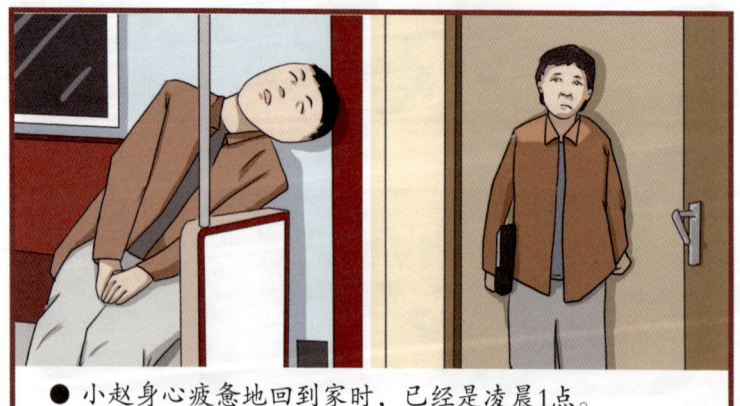

● 小赵身心疲惫地回到家时,已经是凌晨1点。

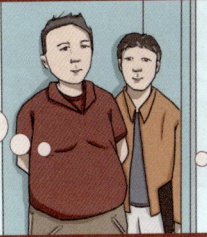

● 第二日，公司体检。

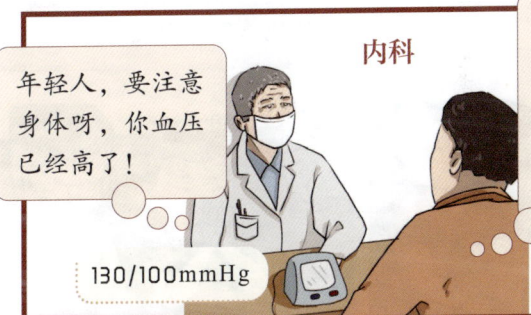

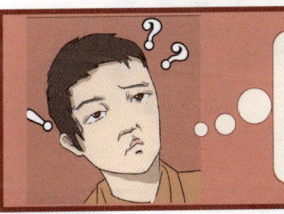

医生小结 血压包括收缩压和舒张压两个成分，无论哪个成分都应该控制在正常范围以内，也就是90mmHg≤收缩压＜140mmHg，60mmHg≤舒张压＜90mmHg。无论哪个成分高于正常值都会导致心、脑、肾损害，所以降压治疗要两者兼顾。

绘画：王嘉鹏　王艺臻　　指导教师：饶简元

青少年也会得高血压

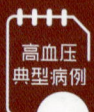
高血压典型病例

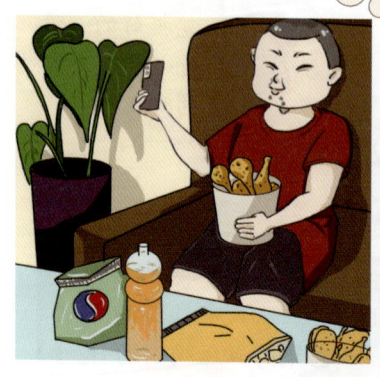

我们家浩浩真棒!

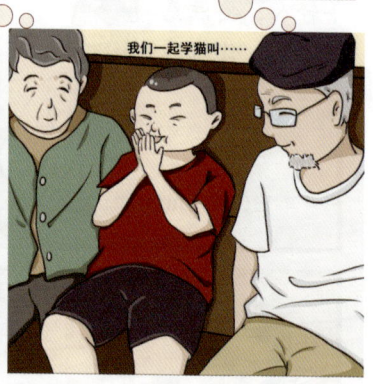

就是,就算他爸爸妈妈去了大城市工作,我们也能把他养得又白又胖……

我们一起学猫叫……

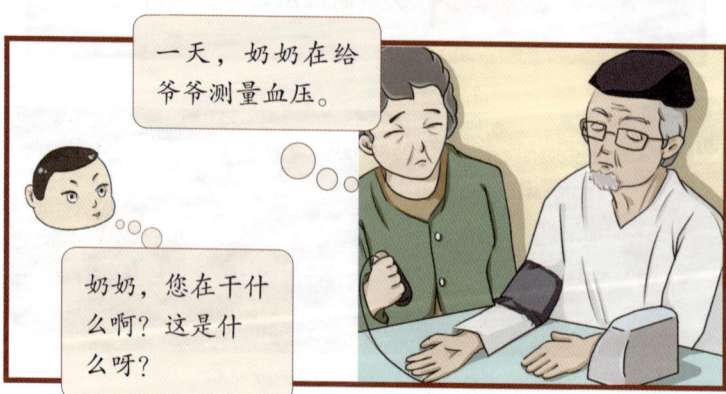

一天,奶奶在给爷爷测量血压。

奶奶,您在干什么啊?这是什么呀?

奶奶，真好玩！我也要测，我也要测！

血压计显示
127/79 mmHg

这个血压值算高吗？我们也不太懂，明天去社区医院找张医生吧。

● 第二天，老两口带浩浩来到社区医院。

张医生，我们浩浩的血压正常吗？

这个血压数值在浩浩这个年纪是高了，再加上浩浩偏胖，需要再给他用儿童血压计测量。

哦，我以为血压值在140/90 mmHg以上才叫高血压呢，原来儿童和成人的血压标准是不一样的啊！

是啊，连测量的血压计都不一样。

医生小结

青少年高血压与肥胖、缺乏运动、不健康饮食习惯等多种因素密切相关。测量血压时需使用合适尺寸的袖带。建议从3岁开始规律测量血压，如有高危因素，每次就诊时均应测血压。

绘画：吴 燕 沈纬晳　　指导教师：饶简元

与精神压力相关的高血压

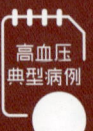
高血压典型病例

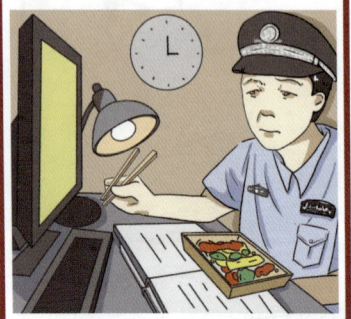

● 大学毕业后就在刑侦队工作的小朱常因工作压力寝食难安……

近日遭人恶意投诉后更是情绪低落，身体乏力……

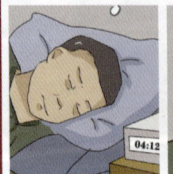
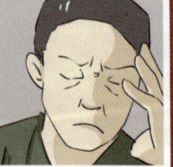

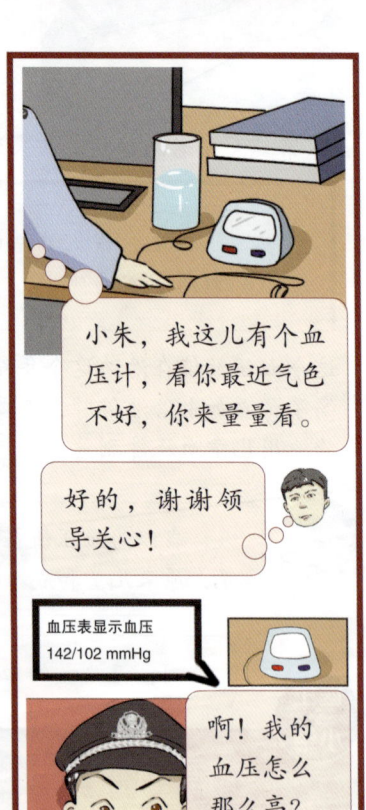

小朱，我这儿有个血压计，看你最近气色不好，你来量量看。

好的，谢谢领导关心！

血压表显示血压 142/102 mmHg

啊！我的血压怎么那么高？

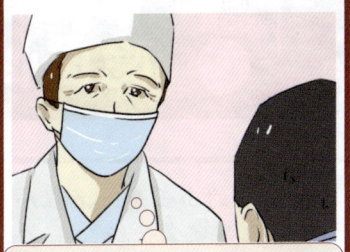

● 第二天，领导让小朱到医院看看。

医生，我才27岁，怎么就患高血压了呀？

高血压跟年龄无关，你最近生活规律吗？平常饮食习惯如何？

我总是熬夜，吃饭也不规律，工作压力也很大……

我建议你挂个精神科，你这种情况很可能是精神压力大引起的。

● 小朱来到精神科……

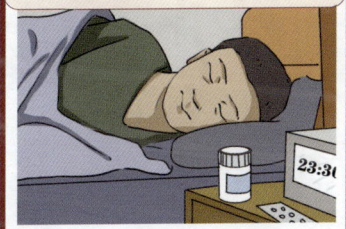

你的情况我看了，属于抑郁、焦虑引发的高血压，给你开点儿抗焦虑的药物治疗一段时间看看。

● 小朱坚持吃药并配合睡眠调整，后来，投诉被核实撤销了，小朱的生活又恢复了正常。

医生小结　血压受情绪、精神因素影响，当精神压力过大，导致神经内分泌激活时，会使血压升高。存在精神压力相关因素时，如焦虑、抑郁、烦躁、恐惧、动怒等，均可能出现血压升高的现象。此时，去除原因比使用降压药更为有效。

绘画：王嘉鹏　王艺臻　　指导教师：饶简元

常被忽视的隐匿性高血压

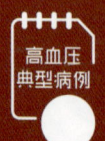
高血压典型病例

● 34岁的小王是一名程序员，常常加班到深夜，晚上11点下班是家常便饭。平常好不容易休息几天，还通宵达旦玩游戏……

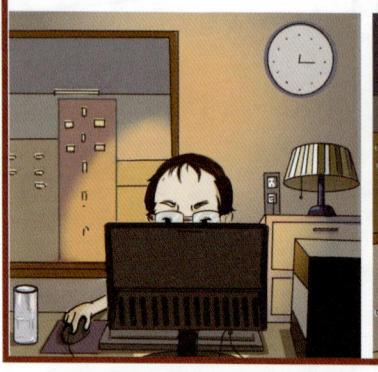

赶快上线，一起打副本……

后脑勺涨痛，怎么回事？

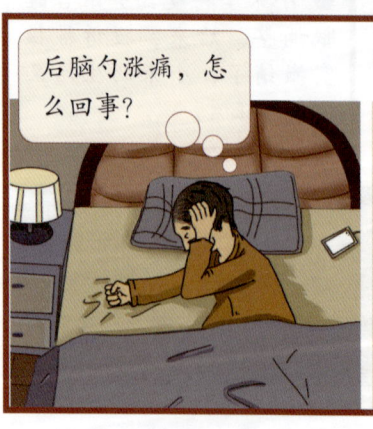

● 早晨起床头昏昏沉沉的。

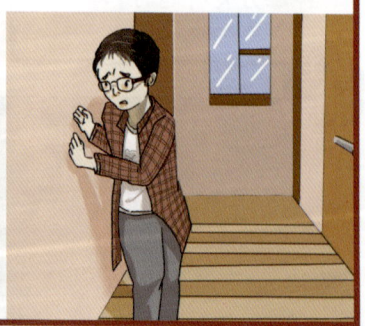

● 最近单位安排体检，小王做了心脏彩色多普勒超声，发现室间隔增厚……

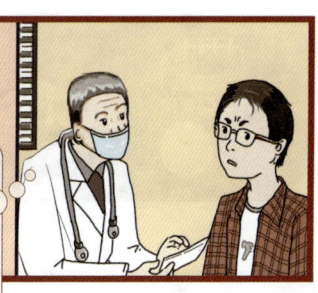

虽然你的血压测量值是正常的，但你这种情况仍有可能是高血压，我给你做个24小时动态血压监测排查一下吧！

从报告看，血压高于正常值，几乎都在140/90mmHg以上。

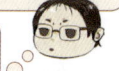

那我这是什么情况啊？

你这属于隐匿性高血压，和"白大衣高血压"正好相反，在家里测血压高于正常，到医院测血压反而正常了。隐匿性高血压很容易被忽视，患隐匿性高血压的人往往有熬夜、吸烟、饮酒等不良生活习惯。给你开一些降压药，调整作息。

● 小王调整了生活方式，积极配合医生服用降压药，血压控制平稳后再也没有出现头痛的情况。

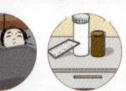

医生+小结

成年人都应定期测量血压，提高健康意识，尤其是高血压高危人群(男性、大量吸烟、饮酒、肥胖、精神紧张、工作压力大、糖尿病等)，定期体检，规范测量血压，怀疑有隐匿性高血压者要进行动态血压监测，一旦确诊需要积极服用药物治疗。同时要改变不良生活习惯，包括吸烟、饮酒、过度劳累、熬夜、饮食过量等。

绘画：沈纬晳　吴　燕　指导教师：饶简元

危险的主动脉夹层

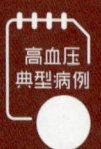
高血压典型病例

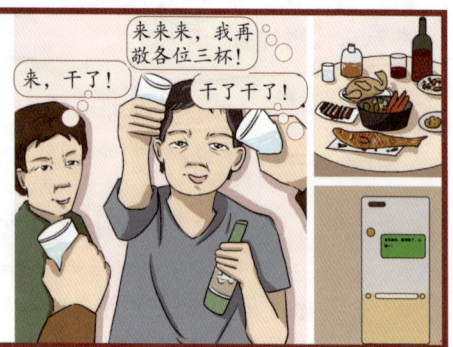

● 48岁的老马常年忙于业务应酬,生活作息极不规律,每天烟酒相伴,懒于活动,体重也和他的资产一样逐年递增。

● 七年前,老马体检时就发现血压、血脂偏高,却不以为然……

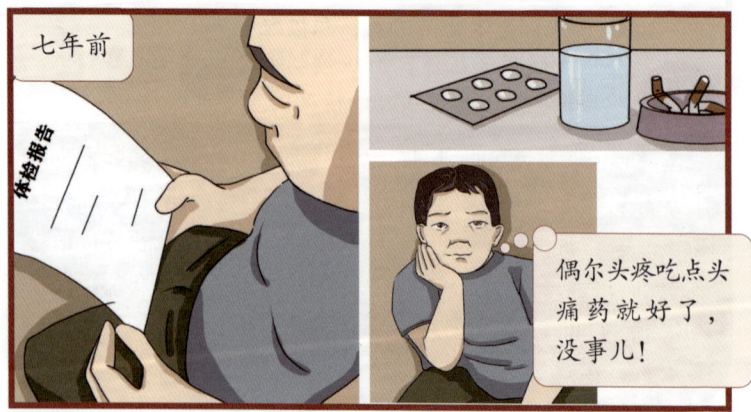

偶尔头疼吃点头痛药就好了,没事儿!

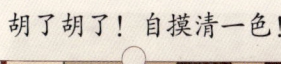
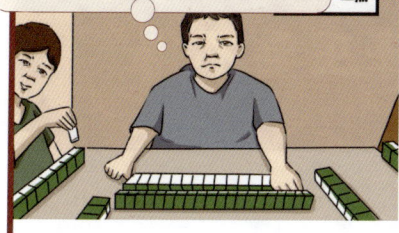
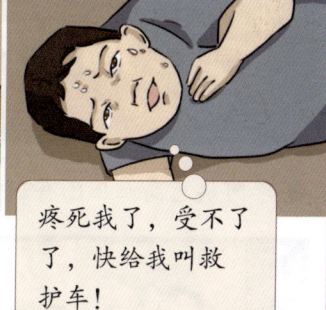

● 一天，老马又在和朋友打麻将，突然就倒地不起。

● 老马被送到医院急诊室。

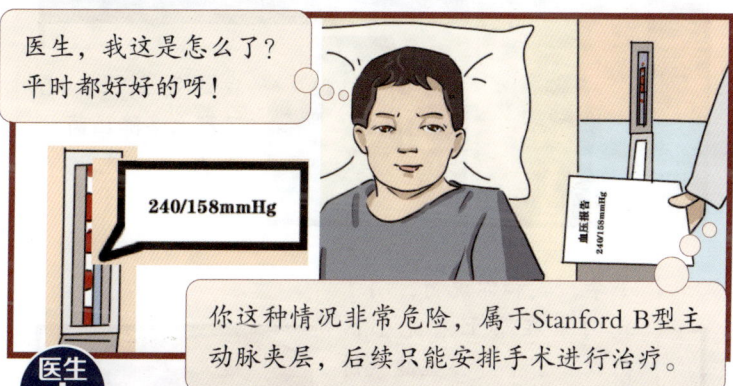

医生小结

长期疏于管理血压将导致靶器官损害，血压急剧升高可能突破血管壁的承载能力，导致管壁结构破坏，血液冲入内膜与中膜间或中膜与外膜间，形成主动脉夹层，这是高血压最为凶险、最严重的并发症，死亡率极高，很多患有主动脉夹层的患者等不到手术机会就失去了生命。严格控制血压是降低主动脉夹层发生的重要措施。

绘画：王嘉鹏　吴　燕　　指导教师：饶简元

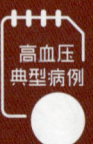

偏方降压要不得

高血压典型病例

● 李阿姨患高血压已有7年，虽一直坚持吃药，但……

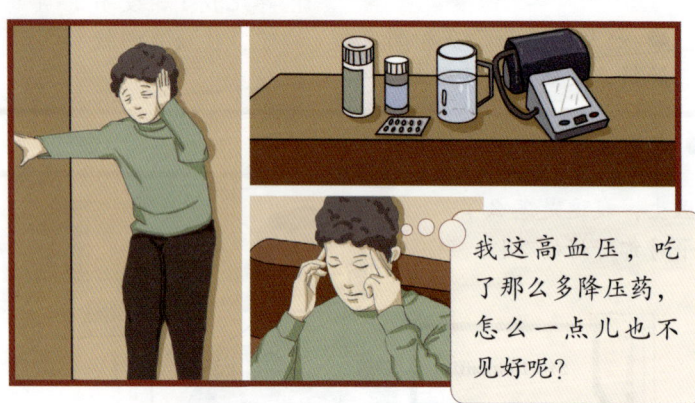

我这高血压，吃了那么多降压药，怎么一点儿也不见好呢？

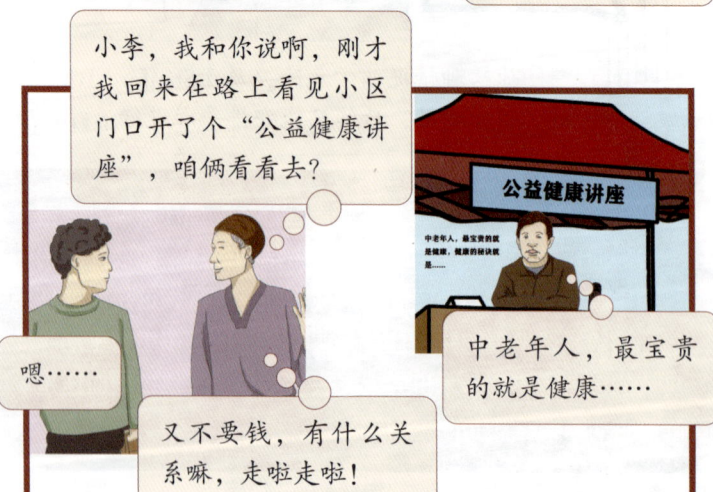

小李，我和你说啊，刚才我回来在路上看见小区门口开了个"公益健康讲座"，咱俩看看去？

嗯……

又不要钱，有什么关系嘛，走啦走啦！

中老年人，最宝贵的就是健康……

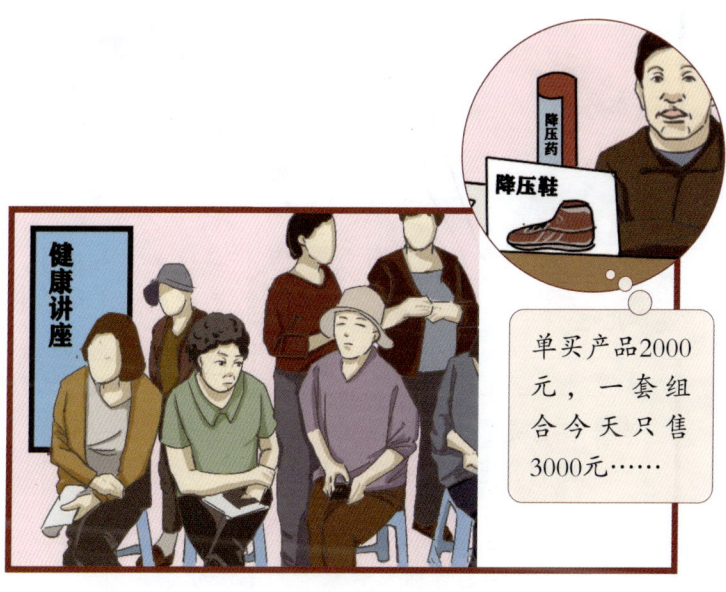

● 讲座结束后,李阿姨也买了一套,回家后开始使用,一个月后……

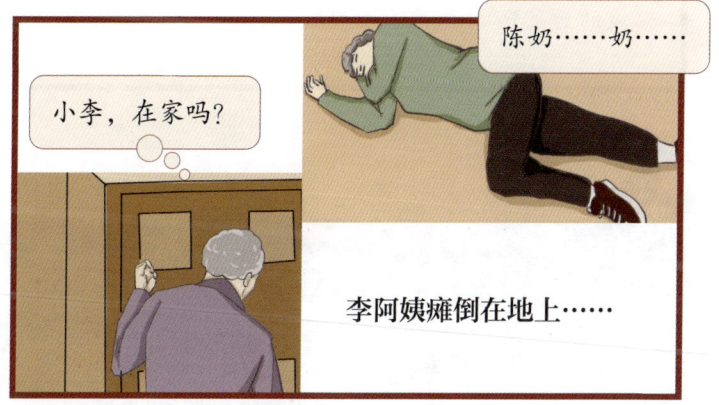

● 陈奶奶赶忙打电话给120……

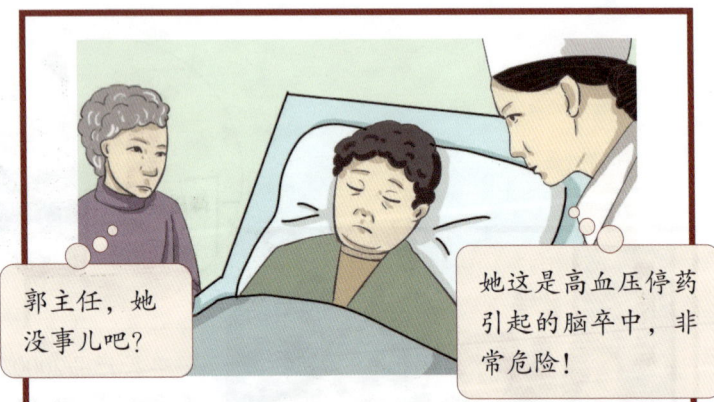

郭主任,她没事儿吧?

她这是高血压停药引起的脑卒中,非常危险!

可是我用了降压鞋、降压手表和降压水杯啊,怎么还会犯高血压?

不要轻信这些自称"专家"的不法分子,他们就是推销东西,骗取钱财。这些东西不但没有用,还会耽误治疗,造成不可挽救的后果!

医生小结

高血压患者应该经过系统的检查,根据自身情况选择适当的降压方案,并通过规律的服药来控制血压,切不可听信偏方自行停药;另外,还应定时测量血压,当血压波动过大时要及时就医、调整用药。听信偏方不可取,科学降压才能保护您!

绘画:沈纬晳 王艺臻 指导教师:饶简元

气候变化可能引起血压波动

高血压典型病例

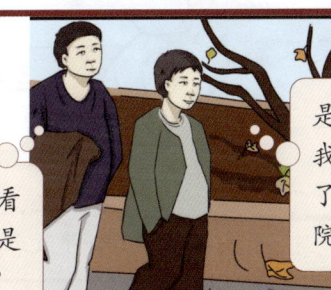

立秋

老李啊,我看您最近是不是血压又高了?

是啊,这天一转凉,我这老毛病就又犯了。明天还是得去医院看看。

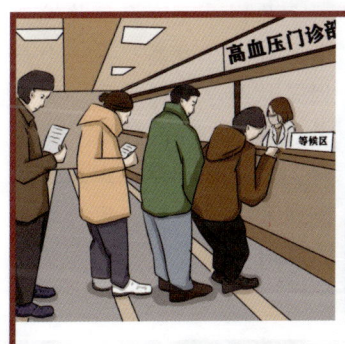

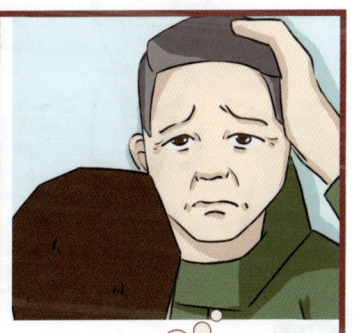

张主任啊,我又来找您看病啦。气候好的时候我的血压挺正常的,最近气温低了,我的血压就高起来了,这可怎么办呢?

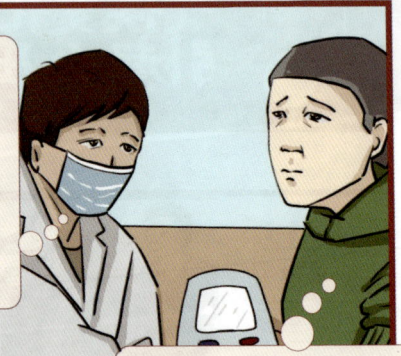

老李啊,血压受很多因素影响,其中包括季节、气候。冬季血压一般比夏季高,所以你的血压升高也是很常见的。

张主任,为什么天冷会导致血压升高呢?

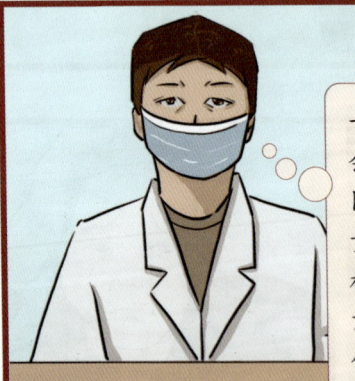

一个原因是天冷血管收缩,会导致血压升高;另一个原因是秋冬季出汗较少,血容量偏高。不必紧张,放轻松,只要定期监测血压,注意饮食清淡就行,有什么变化及时找我复诊。

医生小结

气温变化会引起血压波动。建议高血压患者定期监测自己的血压,尤其在换季时更应该加强监测。发现血压波动及时就医,在医生指导下调整降压方案。

绘画:王嘉鹏 沈纬晢　指导教师:饶简元

肾动脉狭窄引发血压升高

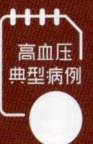
高血压典型病例

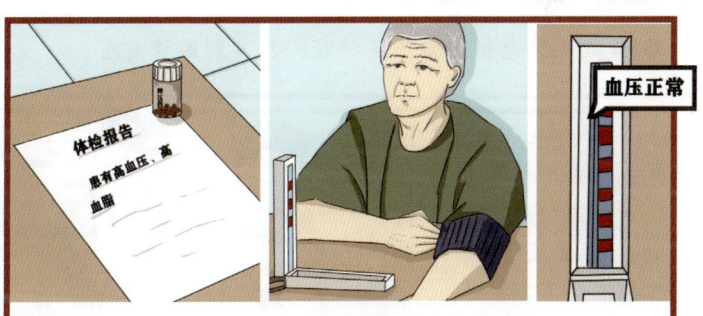

● 老张患高血压、高脂血症已有20来年,规律口服降压药物,血压控制良好。

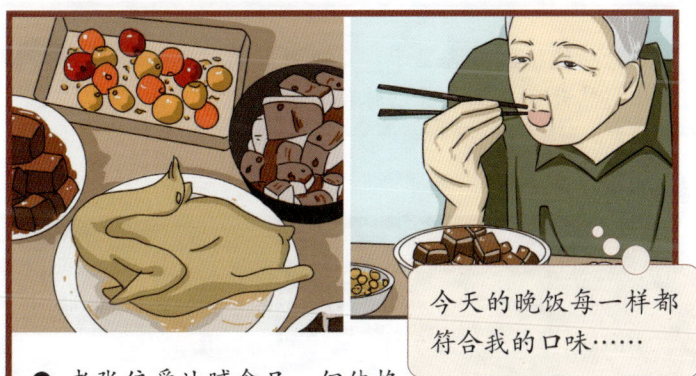

● 老张偏爱油腻食品,但体格精瘦,从未关心过血脂问题。

今天的晚饭每一样都符合我的口味……

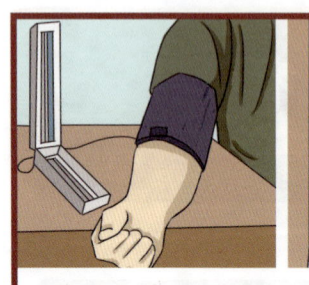 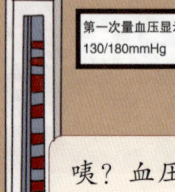 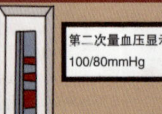

第一次量血压显示 130/180mmHg

第二次量血压显示 100/80mmHg

咦？血压忽高忽低，这是怎么回事呢？

● 最近几天老张的血压不稳定，打算到医院看看。

医生，我20年来血压一直控制得很好，怎么突然就控制不住了呢？是不是产生了耐药？

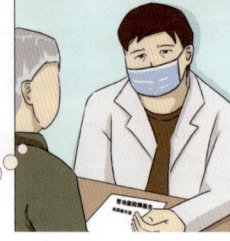 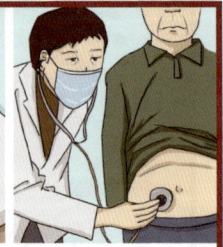

● 医生拿着听诊器听了老张肚脐两侧。

你的肾功能检测报告显示：血肌酐升高，你的血压突然升高可能是肾动脉狭窄引起的……

医生小结

高血压患者不仅需要控制好血压，当高血压合并高脂血症、糖尿病等疾病时，应同时控制好血脂及血糖，否则可能因动脉粥样硬化加导致血管狭窄，从而合并继发性高血压，导致血压波动，难以控制。

绘画：王艺臻　吴　燕　　指导教师：饶简元

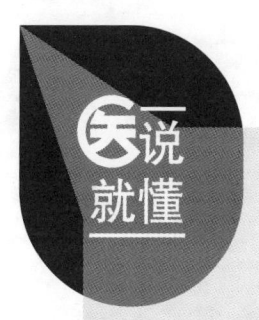

第一章

解密高血压

《孙子兵法》云："知己知彼，百战不殆。"当您向高血压宣战时，如果对这个敌人没有些许了解，又怎么能取胜呢？许多人把高血压称为"现代生活病"，认为高血压的源头在于现代人不健康的生活方式。这种说法乍听起来有一定道理，好像只有现代人才会得高血压，实则不然，高血压及其并发症对人类的危害由来已久。

尽管如今我们对高血压的认知较两千多年前的古人而言不可同日而语，但高血压及其常见并发症对人类的威胁有增无减。高血压好像一个沉默的杀手，时刻影响着现代社会的每一个人，尤其是那些对其毫不知情的人，那些劳累过度或生活没有节制的人，那些不关注自己身体的人。一有机会，它便发威，杀人于无形之中。

1. 血压是个什么事
2. 如何进行家庭血压监测
3. 正常血压值如何界定
4. 正确验证高血压的几大途径
5. 自测血压的重要性
6. 24小时动态血压检查是怎么回事
7. 导致血压升高的几大因素
8. 哪些人群易患高血压
9. 主动参与，认知血压
10. 确诊高血压后需要做什么
11. 高血压如何分层
12. 不能光靠症状来判断高血压
13. 高压升高和低压升高分别意味着什么
14. 被诊断为重度高血压是否有生命危险
15. "白大衣高血压"是什么
16. 隐匿性高血压
17. 什么是继发性高血压
18. 海拔对血压的影响
19. 气温对血压的影响
20. 青少年可能得高血压吗
21. 老年高血压的特点
22. 特殊类型的高血压
23. 作息与高血压的关系
24. 职业对血压的影响

血压是个什么事

我们的身体好比一座大楼,动脉血管就是大楼的供水管道,心脏就是向大楼供水的水泵,血压就是大楼的水压。如果大楼水压太低,那较高楼层就容易缺水;而水压太高的话,供水管就容易坏损,甚至崩裂、跑水。血压是指血液在血管内流动时作用于单位面积血管壁的侧压力,在不同血管内被分别称为动脉血压、毛细血管血压和静脉血压,咱们通常所说的血压是指体循环的动脉血压。

影响动脉血压的因素主要有五个方面:①每搏输出量;②外周阻力;③心率;④主动脉和大动脉管壁的弹性;⑤循环血量与血管容量。

每搏输出量是指一次心搏,一侧心室射出的血量。外周阻力主要是指小动脉和微动脉对血流的阻力。心率是指正常人安静状态下每分钟心跳的次数,一般为每分钟60～100次,可因年龄、性别或其他生理因素产生个体差异。主动脉和大动脉管壁的弹性对动脉血压起缓冲作用,当主动脉和大动脉管壁的弹性降低时,表现为收缩压升高而舒张压不变或稍高,脉压增大。循环血量是指人体循环血液的总量,正常成年男子平均体重有血液80mL/kg,女子为70mL/kg。血管容量就是血容量,指血细胞容量与血浆容量的总和。正常人的血液总量相当于体重的7%～8%,或相当于每千克体重70～80mL,其中血细胞约占全血的45%,血浆约占55%。

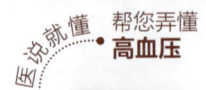
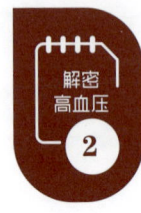

如何进行家庭血压监测

在高血压防控重点中,家庭血压监测尤为重要。那么,家庭血压监测要怎么做才能准确有效呢?

家庭血压监测中,经国家认证的上臂式电子血压计为首选,不推荐使用腕式、汞柱式血压计等进行血压监测;家庭血压监测时可选择坐位或卧位,坐位测量时需选择高度合适的桌椅,切忌跷二郎腿;注意选择合适的袖带,做好血压计的年检。

家庭血压监测注意事项:

(1)适宜温度、空间,环境安静,测量前30分钟不吸烟、饮酒或喝茶、喝咖啡,排空大小便,至少休息5分钟。

(2)取坐位,双脚平放于地面,上臂与胸壁成40°角放于桌上。

(3)用手触摸肘窝,找到肱动脉跳动处。首次测量建议双上肢均测,此后以相对较高的一侧作为固定监测部位。

(4)将袖带的中心置于肱动脉上,裸臂绑好袖带,袖带须与心脏保持同一水平。

(5)袖带下缘距肘线2~3cm,松紧以能插入1~2指为宜。

(6)测压时务必保持安静,不说话。

(7)初诊或血压未达标及血压不稳定者每日早晚各测1次,每次测量2~3遍,每遍间隔1分钟,取平均值。

(8)精神高度紧张、焦虑者、心律失常者,不建议家庭自测血压。

(9)日常监测血压时建议记录血压值,方便随访观察;同时,注意做到"四定":定时间、定体位、定部位、定血压计。

家庭血压监测能改善降压治疗的依从性，有效提高血压达标率，减少高血压并发症的发生，提升生活质量。

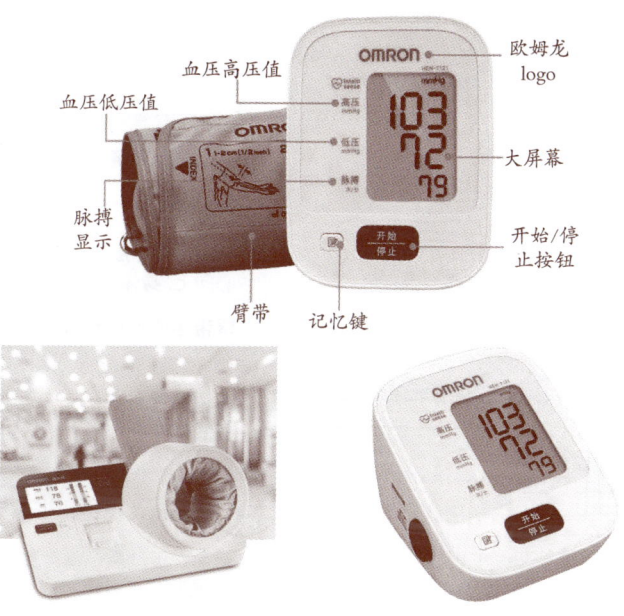

如何正确测量血压

① 正确的测量方式

按图示将臂带套在被测上臂（松紧以上一指宽为宜），并使臂带气嘴指向小手臂。

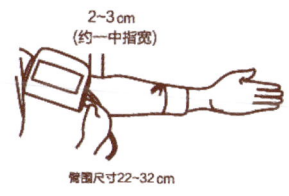

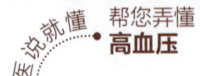

确保臂带的下边缘处于距离肘关节 2~3cm 以上位置,并使气嘴位于胳膊内侧。

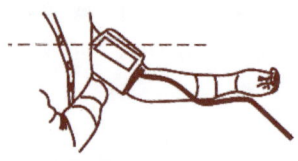

② 正确的测量坐姿

按图示测量前静坐5分钟。

将下手臂平放在桌面上,掌心向上,身体坐直。

臂带中心与心脏处于同一高度。

请注意臂带上的空气管无扭曲或打折。

③ 开始测量

饭后、运动后、情绪激动等情况下不宜测量。

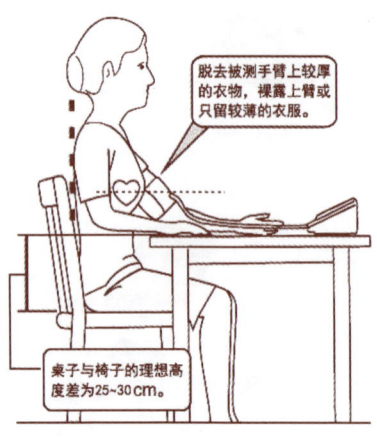

脱去被测手臂上较厚的衣物,裸露上臂或只留较薄的衣服。

桌子与椅子的理想高度差为25~30cm。

正常血压值如何界定

人群中血压呈连续性正态分布,正常血压和高血压的划分无明确界线,高血压的标准是根据临床及流行病学资料界定的。目前,我国高血压定义为未使用降压药物的情况下诊室收缩压≥140mmHg

和（或）舒张压≥90mmHg。不同方式诊断标准见下表：

高血压不同方式诊断标准

分类	收缩压（mmHg）	/	舒张压（mmHg）
诊室	≥140	和/或	≥90
动态血压监测	/	/	/
白天	≥135	和/或	≥85
夜间	≥120	和/或	≥70
24小时	≥130	和/或	≥80
家庭自测血压	≥135	和/或	≥85

诊室血压：

（1）首诊收缩压≥140mmHg和/或舒张压≥90mmHg，建议4周内复查，非同日3次均≥140/90mmHg可确诊。

（2）首诊收缩压≥180mmHg和/或舒张压≥110mmHg。

——伴急性症状者，建议立即转诊。

——无明显症状者，排除其他原因，安静休息后复测仍达此标准，即可考虑诊断，并建议立即给予药物治疗。

注意：

（1）首诊测量双上臂血压，以后通常测量读数较高的一侧。若双侧测量值差异超过20mmHg，应转诊排除继发性高血压。

（2）诊断高血压需非同日3次测量，要求重复测量2次，每次间隔1~2分钟，取2次读数的平均值记录，如读数相差5mmHg以上，可再次测量，取3次读数的平均值记录。

根据血压升高水平进一步分为：

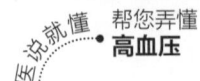

血压水平分级

级别	收缩压（mmHg）		舒张压（mmHg）
正常血压	<120	和	<80
正常高值	120~139	和（或）	80~89
高血压	≥140	和（或）	≥90
1级高血压	140~159	和（或）	90~99
2级高血压	160~179	和（或）	100~109
3级高血压	≥180	和（或）	≥110
单纯收缩期高血压	≥140	和	<90
舒张期高血压	<140	和	≥90

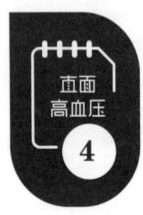

正确验证高血压的几大途径

说了半天高血压，那么血压值到一个什么水平才是高血压呢？

平时大家要么是找医生测血压，要么是在家自己测量血压，这两种情况下测量高血压的标准是不同的。但是不管在哪里测血压，有一个前提就是要在没吃降压药的情况下来测量，不然就会受到降压药物的干扰。如果已经诊断了高血压并且吃着降压药，这时候测血压的目的就是看降压药的效果了。

如果去医院找医生测血压，这时高血压的标准是≥140/90mmHg，要求测量三次血压，而且这三次不能在同一天连续测。如果非同日三次血压测量结果都高，那就要考虑患有高血压了。如果医生建议做24小时动态血压监测，那么，这时看的是血压的平均值，全天均值≥130/80mmHg，白天均值≥135/85mmHg，夜间均值≥120/70mmHg，就要考虑高血压了。

如果是在家里测血压，推荐用上臂式家用自动电子血压计来测血压，如果血压都≥135/85mmHg，那就要去找医生看了。

自测血压的重要性

自测血压已经成为高血压诊断的重要手段，它的主要优势是可以在医院外获取大量的血压测量数值，这些数值可能更接近真实血压值，比诊室测量的血压更可靠。

自测血压是非常有必要的：

（1）家庭血压测量可提高知晓率

家庭血压测量常被误认为是高血压患者才需要做的事情，而自认为血压正常者则很少进行家庭血压测量。实际上定期进行家庭血压监测的重要价值在于及时发现血压升高，尽早诊断治疗，并预防心血管等并发症的发生。

（2）自测血压可提高降压治疗的质量和达标率

自测血压是监测血压细小变化最直接的方法，是医生制订治疗方案，正确评价用药效果和降压药物疗效评价的重要依据。自测血压可使患者充分了解自己的血压水平，通过主动参与血压监测，及时与医生沟通，进行有效的生活方式干预及调整药物治疗，从而达到有效控制血压的目的。

（3）自测血压可提高诊断的准确性

有助于"白大衣高血压"及"隐匿性高血压"的识别,从而避免"白大衣高血压"接受过度降压治疗的潜在风险,也有助于及时诊治和预防"隐匿性高血压"引起的心血管疾病。

(4)自测血压有助于提高心脑血管疾病的预测能力

在已患有心血管疾病的老年人群中,由于老年人感觉器官功能逐渐退化,如能每天定时监测血压,往往能及时发现病情,尽早采取预防措施。

> 注:"白大衣高血压"是指患者在医生诊室测量血压时血压升高,但在家中自测血压或24小时动态血压监测时血压正常。
>
> 隐匿性高血压:在诊室里测量血压是正常的,但在家里测量血压会升高。

24小时动态血压检查是怎么回事

高血压患者去医院就诊时常常需要做24小时动态血压检查,什么是24小时动态血压检查?为什么要做24小时动态血压检查?24小时动态血压检查的结果怎么判断呢?

24小时动态血压检查是一项用于高血压诊断,血压波动情况评估及降压药物疗效评价的检查。选择经过验证的动态血压计,根据臂围选用大小合适的袖带。动态血压监测时间应不少于24小时,白天每15~30分钟测量一次,夜间每30分钟测量一次。有效读数设定在应获取读数的70%以上,白天至少20个有效读数,夜间至少7个有效读数。满足以上条件的才是一次合格的动态血压检查。

一般以下情况医生会要求病人做24小时动态血压检查：

（1）发现血压升高，以前没有诊断为高血压的患者。

（2）最近血压波动大，降压药物疗效不佳需要调整降压方案的高血压患者。

（3）诊室血压已经达标，但仍然发生心脑血管并发症或者新出现心、脑、肾损害的高血压患者。

结合病人的检查日记，检查还可以发现"白大衣高血压""隐匿性高血压""餐后低血压""体位性低血压""卧位高血压"等特殊类型的高血压。因此，24小时动态血压检查对于高血压患者是一项非常重要且无可替代的检查。

动态血压的检查结果要怎么看呢？动态血压监测诊断高血压的标准：24小时平均血压≥130/80mmHg，或白天平均血压≥135/85mmHg，或夜间平均血压≥120/70mmHg。

当然，动态血压的检查结果应该拿给专业医师看，由医师来评估血压昼夜节律及制定个体化的降压方案。

导致血压升高的几大因素

高血压会危害患者的健康，严重时还会危及生命，因此高血压的预防是很重要的。现在让我们一起来了解导致血压升高的几大因素，平时要养成良好生活习惯，定期监测血压。

（1）遗传、环境因素

大约60%的患者血压升高与遗传有一定关系，环境、气候、地域和海拔都会对血压产生一定影响。一般来说，同一个人，在高海拔地区的血压要高于其在低海拔地区的血压。近年来，大气污染对血压的影响也备受关注。

（2）不良的生活方式

①高钠低钾饮食；②吸烟：吸烟会引起交感神经兴奋从而导致血压升高，还会导致动脉硬化从而引起血压升高；③过量饮酒：大多数人饮酒后引起交感神经兴奋增加，从而引起血压的升高；④超重和肥胖：超重和肥胖与高血压患病率关联最为显著。内脏性肥胖可能引起胰岛素抵抗，导致高血压、糖尿病等；⑤运动不足；⑥精神紧张及睡眠障碍（焦虑或抑郁）；⑦作息不规律：长期熬夜，昼夜颠倒。

（3）性别、年龄

高血压患病率与年龄呈正比，年龄越大越易患高血压，女性更年期前患病率低于男性，更年期后高于男性。

（4）药物因素：糖皮质激素类药物（如地塞米松、泼尼松等）、雄激素类药物、儿茶酚胺类药物、口服避孕药、甘草类制剂、消炎止痛药（如吲哚美辛）等多种药物对血压有升高作用，所以使用这些药物的高血压患者需要注意。

哪些人群易患高血压

高血压现在越来越常见了，很多人觉得生活条件越来越好了，为什么还会有那么多人患高血压呢？我们就来说说哪些人群易患高血压。

易患高血压的人主要分为六个群体：饮食口味偏咸的人、精神长期紧张或急躁的人、体型肥胖的人、本身有高血压遗传因素的人、饮酒多的人，55岁以上的老年人。

食盐含有钠，平时口重或经常食用含盐量高的食物，会导致摄入的钠过多，增加了血压升高的几率。

长期精神紧张、熬夜、情绪激动，加上体内生理调节不平衡，大脑的神经功能也会失调，容易引发高血压。瘦人也可能因精神因素造成高血压，所以瘦人万万不可忽视自己的血压。

肥胖往往伴随着"三高"，肥胖时人体内脂肪堆积，在五脏六腑及血管内都可堆积。血管如一条小河，当血管内脂质堆积过多时，血管壁发生动脉粥样硬化，弹性减小，管腔内压力增高导致高血压。

有高血压家族史的人，又有不良嗜好或受到不良刺激，常易发生高血压。但如果养成良好的生活习惯，可减少患高血压的概率。

喝白酒每天超过二两，久而久之，白酒中乙醇会造成动脉硬化，血压升高。若同时还吸烟，则会促进血压的升高。

高血压还是一个增龄性疾病，年龄增大，血压自然就会升高。

主动参与，认知血压

根据2012—2015年全国高血压抽样调查，18岁以上成人高血压患病率为27.9%，知晓率为46.9%，治疗率为40.7%，控制率为15.3%。每3~4人中就有1名高血压患者。最新的数据显示，中国成年高血压人数有2.45亿人。接受治疗的高血压患者中，只有不到30%的患者血压达标，可见我国的高血压防控形势十分严峻。

高血压可能引发多种心脑血管疾病,比如冠心病、脑卒中、肾功能不全、视网膜动脉硬化等。早期发现血压升高,早期将血压控制在正常范围,是防止和延缓高血压并发症的关键。收缩压每降低10~14mmHg,舒张压每降低5~6mmHg,脑卒中的发生率则减少2/5,冠心病发生率将减少1/6,心血管疾病发生率减少1/3。那我们应该怎么做呢?

首先,定期体检。定期体检不仅能发现血压升高,还可以发现高血脂、高血糖、高尿酸等伤害我们身体的"帮凶",尽早把它们控制住,减少对身体的伤害。

其次,发生头晕、头痛、心慌、胸闷等症状要及时就医,不能抱着"扛一扛"就好了的态度,把小病拖成大病。

最后,要遵从医嘱,规律作息,按时服药。不要听信不靠谱的广告和熟人介绍,随便停用药物或者乱吃药,导致严重并发症。

确诊高血压后需要做什么

据我国2022年《中国心血管健康与疾病报告》统计,全国高血压患者高达2.45亿,每4个成年人中就有一名高血压患者。那么,确诊高血压后需要做哪些检查呢?

(1)常规化验:血常规、血生化、尿常规。

血常规可以了解基本的血细胞情况,是一般化验需做的项目。高血压患者易发生其他代谢异常,如血糖、血脂、尿酸异常,所以确诊高血压后要查生化,其中包含血糖、血脂、尿酸、肝肾功等项目,以便了解机体代谢情况。根据生化中肾功能指标,再结合尿常规中尿蛋白情况,可以初步判断有无肾脏损伤。

(2)一般检查:心电图、心脏超声检查。

心电图检查可以确定高血压有没有导致心律失常或心肌缺血。心脏超声检查可以确定高血压有没有导致心肌肥厚、心脏扩大、心力衰竭等。

(3)靶器官检查:CT、MRI(核磁共振)等。

在高血压长期控制不良的情况下,可能发生主动脉夹层,这是高血压最严重的并发症之一,必要时可行全主动脉CTA检查明确。

当高血压合并感觉异常、言语或肢体活动障碍等情况时,需警惕脑卒中,也就是常说的中风,可进行头颅CT或头颅磁共振检查明确。

此外,眼底检查可以了解有无高血压导致的视网膜病变,如出血或渗出、视盘水肿等。

所以,一旦发现高血压,建议进行血尿常规、生化、心电图、心脏彩色多普勒超声、血管超声等检查。千万不要听信熟人经验,自己乱吃药。也不要听信广告买相关保健器械治疗,一定要到正规医院就诊。

高血压如何分层

经常有人问:医生说我确诊高血压了,那是不是要马上吃药呢?其实,高血压患者的诊治不能只依据血压水平,还必须进行危险分层,包括低危、中危、高危、极高危。不同危险分层的患者,10年内发生心脑血管疾病的风险,以及疾病本身的预后是不一样的，启动降压治疗的时机、降压方案、血压控制目标也都不一样。

高血压分层需综合评估患者心脑血管疾病的发生风险及预后，其相关因素如下表所示。那么，哪些患者是高危人群呢？

发生心脑血管疾病风险的高危个体主要有以下三类：

（1）血压处于130~139/85~89mmHg或1级高血压，且合并≥3个主要危险因素的患者。

（2）2级高血压合并1~2个主要危险因素的患者。

（3）3级高血压患者，无论是否合并主要危险因素。

高血压患者发生心脑血管疾病的重要危险因素

危险因素	内容
血压水平	血压升高：130~139/85~89mmHg
	1级高血压：140~159/90~99mmHg
	2级高血压：160~179/100~109mmHg
	3级高血压：>180/110mmHg
主要危险因素	年龄：男性>55岁，女性>65岁
	吸烟（含被动吸烟）
	糖耐量受损（餐后2小时血糖7.8~11.0mmol/L）和/或空腹血糖受损（6.1~6.9mmol/L）
	血脂异常：总胆固醇≥5.2mmol/L或低密度脂蛋白胆固醇>3.4mmol/L或高密度脂蛋白胆固醇<1.0mmol/L
	早发心血管疾病家族史（一级亲属发病年龄：<50岁）
	腹型肥胖（腰围，男性≥90cm，女性≥85cm）或肥胖（体重指数≥28kg/m^2）

续表

危险因素	内容
其他危险因素	早发停经（<50岁）
	静坐生活方式
	心率（静息心率>80次/min）
	高尿酸血症（男性>420μmol/L，女性>360μmol/L）
	24小时尿钠>100mmol/L（相当于食盐摄入量>6.0g/d）

此外，高血压危险分层还需考虑：是否伴有靶器官损害（左心室肥厚、肌酐升高、微量白蛋白尿等）、是否伴有临床并发症（脑血管病、肾脏疾病、心脏疾病、外周血管疾病、视网膜病变、糖尿病等）。不论血压分级如何，一旦出现临床并发症或4期及以上的慢性肾脏疾病、有并发症的糖尿病，也都是高危或极高危患者。

高血压危险分层对于非专业人士来说相对复杂，建议患者在诊断高血压之后，不要盲目服药，应及时就医，由专业医生进行综合评估分层后制订合适的治疗方案。

不能光靠症状来判断高血压

患了高血压，很多人会有头晕、头痛等不舒服的症状。但也有不少人虽然血压高，没什么感觉或是症状不明显，就很可能不重视，这种情况反而是最危险的。有的高血压患者平常只是体检测量血压高，并没有什么不舒服，也没去关注，突然有一天就说话不利索，甚至手脚不会动了，去医院检查才知道是因为平常不重视控制血压，突发中风。

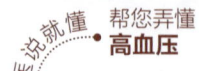

所以我们不能只靠自己的感觉来判断血压升高的程度。如果患有高血压,就需要时常测量血压,就算只是有时候觉得烦躁、失眠、手麻,也要引起重视。如果没有患高血压,但平常生活习惯不健康(如久坐不动、抽烟、喝酒、喜欢吃油腻的食物、熬夜、性格急躁易怒或焦虑紧张等)、体重超重或肥胖、父母有高血压等情况,就算没有感觉不舒服,也要定期体检,测量血压,早发现,早治疗,避免出现严重的并发症。

高压升高和低压升高分别意味着什么

大家都知道,血压数值包括两个部分——收缩压和舒张压,也就是俗称的"高压"和"低压"。不是所有高血压患者的高压和低压都高,有些患者只有高压高,有些患者只是低压高。高压升高和低压升高分别意味着什么呢?

单纯高压升高多见于老年人,主要是由于动脉硬化比较严重,血管阻力大,心脏收缩时血液对血管壁的侧压力增加,使得高压升高。这类病人常常伴有"盐负荷"增加,减少含钠物质(如食盐、小苏打)的摄入可以使高压下降。

另外,有一些患者恰恰相反,是以低压升高为主,多见于年轻的高血压患者。主要是由于心率较快,心脏舒张休息时间缩短,留存在主动脉内的血液增加,对血管壁的侧压力增大,导致低压升高。

当然,没有哪种降压药是只降高压而不降低压,或者只降低压而不影响高压的,所以这两类患者更需要到专科医院就诊,在医生的指导下使用合适的降压药物，兼顾高压与低压，以获得满意的降压疗效。

被诊断为重度高血压是否有生命危险

所谓的重度高血压，是指收缩压≥180mmHg或（和）舒张压≥110mmHg。研究显示，随着年龄的增长，重度高血压患者所占的比例在逐年增加，在65～75岁人群中已达到了25%。当个体长期处于重度高血压状态时，可能加速出现脑梗死、脑出血、急性心肌梗死、急性心力衰竭、肾功能衰竭、主动脉夹层等，严重时会危及生命。在我国，高血压表现为知晓率低、治疗率低、控制率低的状态。研究显示，58.8%的重度高血压患者未接受降压治疗，导致心脑血管疾病发生率攀升。因此，积极有效地控制血压十分必要，可有效预防心脑血管并发症的发生。

"白大衣高血压"是什么

相信不少人都曾遇到过这样的情况：同样的时间段，自己在医院、诊所等医疗场所测量的血压总是比在家中测量或者24小时动态血压监测的血压高，包括已接受降压治疗的患者，家庭测量的血压正常,而医生或护士测量的血压却比家庭监测的高。如果你本身没有高血压,那你可能就是"白大衣高血压"。

"白大衣高血压"通常认为是由于患者在诊疗场所精神紧张,交感神经兴奋,儿茶酚胺分泌增加,导致心率加快,外周血管收缩,血管阻力增加,进而导致血压升高。这些人不仅在医院见了医生血压升高,平时遇到事情时精神、情绪都容易紧张。

目前研究认为,"白大衣高血压"对心、脑、肾等靶器官的损害小于持续性高血压患者,但高于正常人群,这类患者发展为持续性高血压的风险是正常血压者的2~3倍。如果在诊室发现血压升高,一定要增加家庭血压监测的次数,记录不同时段的血压,或者做24小时动态血压监测来确定是不是真的"白大衣高血压"。如果明确诊断为"白大衣高血压",通常情况下无须降压治疗,但需要每年进行至少1次动态血压监测,积极治疗基础疾病,如糖尿病、高脂血症、高尿酸血症;调整生活方式,包括戒烟戒酒、减重、限盐、规律作息、加强运动锻炼、缓解精神压力等。

隐匿性高血压

一些人在医院测量血压正常,而在家中测量的血压却偏高,或者在家中、诊室监测的血压正常,但24小时动态血压监测提示白天或者夜间血压升高,那很有可能患上了"隐匿性高血压"。隐匿性高血压定义为诊室测量血压正常,而24小时动态血压监测提示白天或夜间血压升高,也称为"隐蔽性高血压"。出现这种现象不是因为机器测量误差,而是真正的高血压。

为什么会出现这种诊室和家庭监测血压的差异呢？主要是因为很多隐匿性高血压患者常常表现为夜间血压升高，而白天血压正常。如果这类患者只是偶尔家庭测量发现血压升高或者平时从不监测自己的血压，也没有头晕、头痛等高血压相关症状，到医院就诊时测量血压也正常，就很容易造成忽略和漏诊。这种情况下，患者常常因不知晓病情而未实施相应降压治疗，导致心脑血管疾病发生风险显著增加，有部分患者甚至等到出现脑梗死、脑出血、主动脉夹层、肾功能衰竭等并发症后才发现血压升高，因此这种类型的高血压带来的危害是很大的，仅仅采用诊室随机测量方法极易出现漏诊，需考虑进行24小时动态血压监测来筛查隐匿性高血压。

研究表明，男性、大量吸烟、饮酒、肥胖、精神紧张、工作压力大、糖尿病等均是隐匿性高血压的高危因素。如果您是男性、肥胖、吸烟且合并糖尿病、高脂血症等代谢综合征或是慢性肾脏病的患者，则需要进行隐匿性高血压的筛查，也就是完善24小时动态血压监测检查，避免漏诊。隐匿性高血压的治疗方案与普通高血压一样，需要积极的生活方式干预，如戒烟戒酒、减重、限盐、规律作息、加强运动锻炼、缓解精神压力等，同时要尽早到医院就诊，及时启动或强化降压治疗。

什么是继发性高血压

高血压主要分为两大类，一类是大部分人所患，没有明确病因的高血压，称为原发性高血压，约占高血压人群的90%；另一类则是由明确病因导致的高血压，称为继发性高血压，约占高血压人群的10%。在难治性高血压患者中,继发性高血压甚至占了一半。由于可以查到明确的起病原因,就有根除病因的可能,从而治愈或是良好控制血压,更好地保护心、脑、肾等靶器官免受血压升高带来的损害。

继发性高血压的发病原因和患病人群差异较大,对于发病年龄小(部分甚至为青少年)、基础血压水平高(≥150/100mmHg)、早期就伴有靶器官损害(心室肥大、蛋白尿、脑梗死等)、血压波动大且难以控制(服用3种药物血压仍高)的人群,要首先考虑继发性高血压的存在;对于那些原先服药后血压稳定,近期不明原因反复出现血压升高,药物加量后效果也不好的"老高血压"患者,也要警惕继发性高血压的可能。

引起继发性高血压常见的原因有肾脏病变(肾小球肾炎、多囊肾、肾功能衰竭、肾素瘤等)、肾血管病变(肾动脉粥样硬化性狭窄、先天性肌纤维发育不良、大动脉炎等)、内分泌性疾病(原发性醛固酮增多症、皮质醇增多症、嗜铬细胞瘤、甲亢、甲旁亢、多囊卵巢综合征等)、阻塞性睡眠呼吸暂停综合征、主动脉狭窄、药物性、精神压力相关及基因突变等,诊断的过程较为复杂,需要到专业的诊疗机构进行一系列检查才能明确。

在明确了继发性高血压的病因之后,可以针对病因进行手术治疗,或是使用与普通降压药不同的"特效药"来控制血压,患者切不可自行用药,一定要请教专业医生。

海拔对血压的影响

临床上见到不少患者的血压随海拔变化而变化。由平原到高海拔地区时,多数患者的血压有不同程度的升高,少数表现为血压降低。相关研究表明,海拔高度与血压呈正比例关系,海拔每升高1000m,血压上升17.0/9.5mmHg。

那么造成这种现象的原因是什么呢?可能的原因如下:

(1)肾素-血管紧张素-醛固酮系统(RAAS)激活

我们知道,随着海拔的升高,大气压及气温下降、空气中氧含量降低,人体为了保证机体重要脏器的血液供应,使肾脏血流相对减少,从而激活RAAS,促进水钠潴留,使得血压上升。

(2)交感神经兴奋

长期慢性缺氧,使得交感神经兴奋性增强,血液中儿茶酚胺浓度增高,导致血压上升,心率增快。

(3)血管收缩、血压黏稠度增加

长期慢性缺氧会导致血管收缩,血液中红细胞及血红蛋白增高,使血液黏稠度增加,血压上升。

(4)内皮素及一氧化氮(NO)

(5)其他

海拔变化,油脂、钠盐摄入过多也可能导致高海拔地区一些人血压升高。

当海拔变化,人体为了适应环境使得血压发生变化,而脱离高海拔环境,血压可以自然恢复,没有症状者无须干预治疗,有症状者可以短期对症处理。所以,如果您到了高海拔地区,建议注意休息，避免劳累及受凉感冒，保证充足睡眠，避免高原反应的发生，如血压升高伴有不适症状，应及时就诊。

气温对血压的影响

相信很多高血压患者都有这样的体会：每到天气寒冷的时节，血压就会升高，而到了高温天气，血压又会下降，甚至降到正常范围。

其实早在一个世纪以前，人们就已经发现血压会随温度变化而变化，原因可能是：

气温的冷热改变能够引起人体外周血管的舒缩变化：当气温上升时，人体外周血管舒张，血流阻力下降，引起血压下降；而当气温下降时，人体外周血管收缩，血流阻力增加，引发血压升高。尤其是老年高血压患者往往血管弹性减退、机能下降，自身动脉压力感受器的敏感性显著衰减，对血压的调节功能下降，故气温变化后血压就会产生较大波动，从而导致心血管疾病发生的风险增高。

当气温下降时，交感神经系统激活，增加了肾素-血管紧张素醛固酮系统（RAAS）活性，使儿茶酚胺浓度升高，引起周围血管收缩、心率加快、心排血量增加、血压升高。

秋冬季节气温低，人体为减少热量丧失使得血管收缩、血液浓缩，引起血压升高。夏天气温高，为增加散热，人体血管舒张、出汗增多，相较于秋冬季节而言，水分蒸发多，盐分丢失也多，血容量就会下降，血压也会随之降低。

综上所述，建议高血压患者通过多种方法来预防气温变化引起的血压明显波动，如适时增减衣物，夏天出汗多时注意补充水分、盐分，及时到高血压门诊调整降压药物，从而降低心脑血管疾病的发生，享受健康人生！

青少年可能得高血压吗

说到高血压，可能大部分人会将其与中老年联系到一起。那么，青少年会得高血压吗？回答是，会的。并不是没有青少年高血压患者，而是我们没有关注到这类特殊人群。

什么叫青少年高血压呢？18岁以下，学龄前以上的年纪发生高血压就称之为青少年高血压。青少年的年龄、身高不同，对应的高血压诊断标准也不同，并不能简单地按照成人140/90mmHg这个水平去诊断高血压。选择合适尺寸的袖带，对准确测量儿童血压至关重要，可以参照孩子的年龄段及上臂围来选择合适的袖带型号。

根据2010年全国学生体质调研报告，我国中小学生的高血压患病率为14.5%，其中男生为16.1%，女生为12.9%。这个概率在世界范围内还算比较高的，我国人口众多，青少年高血压的患病率还有逐年增高的趋势。青少年高血压患者常合并不良生活方式：肥胖、少动等，患者不仅会伴随靶器官的损害，在没有干预的情况下，还可能发展为成人高血压，从而导致心、脑、肾疾病的发生风险明显增加，所以，我们应该重视青少年高血压。还有一些青少年高血压是其他疾病导致的，也就是继发性高血压。建议对3岁及3岁以上儿童每年体检时，在条件允许情况下，同时测量血压，并与体格发育指标一起进行监测，尽早发现血压异常，并到专科医院进行诊治。

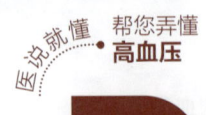

老年高血压的特点

我国老龄化形势日益严峻，增龄成为我国老年人群心脑血管疾病发生发展的独立危险因素。1991年全国高血压抽样调查资料显示，我国年龄≥60岁老年人高血压患病率为40.4%，2002年全国营养调查显示患病率为49.1%，2012—2015年全国高血压分层多阶段随机抽样横断面调查资料显示患病率为53.2%。2018年调查资料显示，60～70岁、70～80岁、≥80岁人群患病率分别为54.4%、65.2%、66.7%。2012—2015年调查资料显示，年龄≥60岁人群高血压的知晓率、治疗率和控制率分别为57.1%、51.4%和18.2%。老年高血压在临床表现及诊断治疗等方面与非老年人群存在一定差异。老年高血压有以下一些特点。

1.收缩压增高，脉压增大：我国老年单纯收缩期高血压(ISH)发生率高，很多老年高血压患者表现为收缩压明显高于正常，而舒张压正常甚至偏低。这是因为主动脉弹性减弱，舒张期主动脉回缩力减小以及主动脉瓣膜反流而表现为舒张压低。也有部分患者舒张压升高，但升高幅度低于收缩压升高幅度，进而表现为脉压增大。

2.异常的血压波动，昼夜节律异常：很多老年高血压患者即使规律服用降压药物也会出现血压控制不稳定，容易波动。这是因为增龄过程中，心血管系统发生一系列改变，表现为神经-体液调节能力下降（容量负荷增多和血管外周阻力增加），压力感受器反射敏感性降低、β-肾上腺素能系统反应性降低，导致血压调节能力下降。老年人的血压更易受体位改变、进餐、情绪、季节或温度等影响，引起异常血压波动。最常见为体位性低血压（OH）及餐后低血压。老年人血压昼夜节律异常的发生率高,可表现为夜间血压下降幅度大于20%(超杓型)或夜间血压高于白天血压(反杓型),导致心、脑、肾等靶器官损害的危险增加。清晨时交感活性增加,儿茶酚胺类缩血管物质水平升高,(RAAS)激活,同时,糖皮质激素分泌增加,导致了清晨高血压风险的增加。

3.假性高血压:老年高血压患者伴有严重动脉硬化时,可出现袖带加压时难以压扁肱动脉,所测血压值高于动脉内测压值的现象,称为假性高血压。通过无创中心动脉压检测可获得相对较为准确的血压值。假性高血压发生率随年龄增长而增高。当收缩压测量值异常升高但未合并相关靶器官损害或药物降压治疗后即出现低血压症状时应排除假性高血压可能。

4.白大衣高血压增多:老年患者在医疗环境中情绪紧张,交感神经活性增强,容易出现白大衣高血压。白大衣性高血压约占总人口的15.0%,高血压患者的30.0%~40.0%,老年人尤其高发,可达40.0%。

5.老年高血压患者合并症多,高龄患者多合并衰弱:老年高血压患者常伴有多种危险因素,比如合并糖尿病、高脂血症、冠心病、肾功能不全和脑血管病等相关疾病。我国60岁以上的社区老年人约有10%患有衰弱,85岁以上的老年人约25%合并衰弱。衰弱已经被证实与不良心血管事件、不良预后相关。

由于老年高血压患者有以上这些特点,就更应该重视家庭自测血压,更应该规律服用降压药物,规范监测血压及定期随访。一旦发现血压异常波动及时就医,避免严重并发症的发生。

特殊类型的高血压

高血压患者血压除了受到海拔、睡眠、情绪的影响外,还存在一些特殊的血压波动。

1.体位性低血压:指由卧位转为直立位时(或头部角度改变60°以上)收缩压下降≥20mmHg和(或)舒张压下降≥10mmHg;根据发生速度分为早期型(≤15s)、经典型(3min内)和迟发型(>3min)。常见的临床症状包括疲乏、头晕、目眩、晕厥、跌倒,不常见的临床表现包括颈部及肩背部疼痛、衰弱等。可增加心血管死亡、心力衰竭和卒中的风险,还可以增加发生反复跌倒及衰弱的风险,严重影响患者的生活质量。因此在高血压患者的诊疗过程中,不仅需要测量卧位血压,还需要测量立位血压。如果在体位变动后出现疲乏、头晕、目眩,应及时就医。

2.餐后低血压:指餐后2小时内收缩压较餐前下降20mmHg以上;或餐前收缩压≥100mmHg,而餐后收缩压<90mmHg。患者常有饱餐后乏力、头晕甚至晕倒。可采取少食多餐的进食方法,勿过饱,尤其是减少碳水化合物(包子、面条、米饭、面包等)的摄入,出现餐后低血压应及时就医。

3.晨峰血压增高:清晨起床后2小时内的收缩压平均值-夜间睡眠时收缩压最低值≥35mmHg。我国老年人晨峰血压增高的发生率为21.6%,高血压患者较正常人更多见。应改善生活方式。包括戒烟限酒,低盐饮食,避免情绪波动,保持夜间良好睡眠,晨起后继续卧床片刻、起床动作放缓,起床后避免马上进行较为剧烈的活动。药物治疗方面,宜选用24小时平稳降压的长效降压药。

4.白大衣性高血压：指诊室血压≥140/90mmHg，但诊室外血压不高的现象。在整体人群中的发生率约13%，老年人尤其高发，可达40%。家庭自测血压和动态血压监测可以对白大衣性高血压进行鉴别。白大衣性高血压并非完全良性状态，发展为持续性高血压和2型糖尿病的风险更高，总体心血管风险增加。此类患者应完善心血管危险因素筛查，给予生活方式干预，并定期随访。

血压的季节性变化：是指冬季血压明显高于夏季血压，老年高血压患者特别多见，这与气温下降、神经内分泌激活、肾脏排钠负荷增加等相关。因此对于高血压患者，应即使就诊，根据季节变化及时调整用药方案。

作息与高血压的关系

休息不好和睡眠欠佳都会导致血压升高。在临床中发现，较多高血压患者由于休息不佳等外在因素引发血压升高。正常的睡眠、休息对于维持血压的节律有一定帮助，而如果休息不好或睡眠欠佳，则会导致节律性发生改变，进而导致神经、内分泌的调节出现问题，从而引起血压升高。

连续休息不好会导致血压升高。如果长期熬夜，连续休息不好，患者会出现交感神经的兴奋性增强，导致心跳增快，血压升高；同时，因为大脑休息不好，也会使患者没有良好的精神状态。这种长期的交感神经兴奋会激活RAAS的兴奋性，导致周身的小血管收缩，同样会加重高血压。

人体在睡眠或休息状态下，心率和血压均处在低值，可以保证血压变化的节律性。如果休息不佳使血压始终处于较高水平，则会导致整体血压节律发生异常改变从而发生高血压。

因此，高血压患者应该尽量保证规律的休息和睡眠，避免熬夜，保证每日睡眠在7~8小时较为合理。这样有助于保持血压的平稳与正常。

职业对血压的影响

职业对血压的影响不容忽视，很多和职业相关的因素都可能对血压产生不同程度的影响：

（1）工作中长期精神紧张。

精神紧张包括过度的焦虑、抑郁、恐惧、愤怒等情绪。在精神紧张时，大脑会刺激机体释放更多的激素来应对压力，其中交感神经系统激活会产生大量去甲肾上腺素和肾上腺素，直接收缩血管，增快心率，导致血压升高。人体肾上腺释放的皮质醇激素会使体重增加，血压升高，"压力肥"也由此而来。有研究显示，精神紧张者发生高血压的风险是正常人群的1.18倍。

（2）工作时间过长。

知名的Hypertension杂志发表的一项研究报告显示，工作时间较长的白领与工作时间较短者相比，患隐匿性和持续性高血压的概率更大。长时间工作可能导致睡眠不足，而睡眠不足就会增加患心血管疾病的风险。

（3）工作久坐少动。

现代人的饮食结构常热量超标，工作久坐少动容易导致肥胖，肥胖也是导致高血压的危险因素之一。

（4）职业噪声。

与无职业性噪声暴露的人相比，有职业性噪声暴露的人患高血压的风险明显增加，而且，噪声暴露时间越长，风险越高。进一步分析，噪声暴露与高血压之间的关系在男性中明显，在女性中则不明显。

（5）熬夜。

上夜班的人高血压的患病率也较高，这是因为夜间本应处于安静休息状态，而熬夜会导致心血管调控的昼夜节律紊乱和褪黑素的分泌减少。夜班的频率和年龄对患高血压的风险有叠加影响，也就是上夜班越频繁，年龄越大，患高血压的风险就越大。上夜班的高血压患者可以做动态血压检查，根据血压的变化规律来服用药物，有时候需要晚上用药，以便更好地控制血压。

综上所述，凡是涉及以上相关因素的职业，比如警察、教师、医务人员、司机、企事业负责人、夜间工作者等，都是高血压的易患人群，应该予以重视。

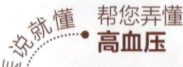

| 第二章 |

直面高血压

高血压被称为"沉默的杀手",说他"沉默"是因为患了高血压经常没有特别的症状,有些患者会有点头晕、心慌,有些患者会有点头痛,还有些患者就没有什么不舒服,能吃、能睡、没感觉。这类患者如果不定期体检,很难发现自己患了高血压。说他是"杀手"则毫不夸张,高血压会在不知不觉中损害我们的心脏、肾脏、大脑和血管。心脏方面会引起心脏增大,心室壁增厚、冠心病甚至会导致心力衰竭,心肌梗死。肾脏方面会引起蛋白尿,肾功能不全甚至肾衰竭。脑血管方面会导致腔隙性脑梗死,脑出血脑梗死(俗称"脑中风"),血管方面会导致动脉硬化(比如视网膜动脉硬化会引起失明)。

高血压对身体的伤害和打击是多方面、多角度的,而且非常隐蔽,等到发生严重的并发症再治疗就太晚了。所以我们要了解高血压,直面高血压,想方设法战胜高血压,知己知彼方能百战百胜。

1. 高血压与高脂血症、高尿酸血症的关系
2. 高血压容易引起哪些并发症
3. 高血压会对眼睛造成哪些损伤
4. 高血压会对肾脏产生损害吗
5. 高血压对心脏的影响
6. 高血压与心肌梗死
7. 头晕、头痛与高血压
8. 你的心脏能撑多久
9. 高血压引发脑卒中
10. 脑卒中的先兆

高血压与高脂血症、高尿酸血症的关系

随着经济的快速发展和生活方式的转变,高血压的患病率逐年攀升。调查结果显示,高血压患者中合并血脂异常的患者占比达81.2%,而血脂异常的患者中51.9%的患者合并高血压。那么高血压和高脂血症到底有什么关系呢?

高血压患者发生心脑血管病的基础是动脉粥样硬化,而动脉粥样硬化由血管内皮损伤、炎症、脂质沉积于血管壁等原因造成。持续性高血压会导致血流紊乱,造成血管内皮损伤与炎症反应;高脂血症会加速脂质沉积在血管壁上,进而加快动脉硬化的过程。因此,高血压与高脂血症存在相互作用,共同促进动脉粥样硬化的发生与发展。对于高血压合并高脂血症的患者,应在积极降压治疗的同时,给予降脂治疗,将血脂控制在达标范围,由此来减缓动脉粥样硬化的发生和发展。

在我国,高尿酸血症的患病率约为13.3%。调查发现,约三分之一的高尿酸血症患者发展为痛风。高尿酸血症和痛风是同一种疾病的不同状态。痛风属于代谢性疾病,由于尿酸盐结晶沉积于关节、软组织和肾脏,引起关节炎、关节畸形、皮肤病变及肾脏损害等,严重影响生活质量。在临床上我们发现,很多高血压患者合并高尿酸血症,那么高血压与高尿酸血症间有什么关系呢?

很多人把这两种病单独来看待,事实上,高血压和高尿酸血症是相互影响的。有研究显示,未经治疗的原发性高血压患者中25%~60%存在高尿酸血症,可见高血压是高尿酸血症和痛风的共患病。长期未得到控制的高血压会对血管和肾脏造成损伤,影响尿酸的排泄,从而导致血尿酸水平升高。而长期患高尿酸血症会损害动脉内膜、尿酸盐结晶沉积于肾脏造成肾脏损害,使高血压病情持续加重。因此,高尿酸血症是高血压的独立危险因素。对于高血压合并高尿酸血症,尤其是痛风的患者,应严格低嘌呤饮食,并积极接受降尿酸药物治疗。

高血压容易引起哪些并发症

因患高血压大多没有特殊症状,很多人认为高血压是一种常见病,没有什么可怕的。其实高血压本身并不可怕,可怕的是它造成的后果,即高血压的并发症。高血压是动脉粥样硬化性心脑血管疾病发生最主要的危险因素,可能损伤人体的重要器官,如心、脑、肾、血管的结构和功能,严重时发生脑卒中、心肌梗死、心力衰竭、肾功能衰竭、主动脉夹层等危及生命的并发症,有发病率高、病死率高、致残率高的特点,严重影响生活质量和寿命。下面我们一起来了解高血压容易损伤哪些器官。

心脏:心脏是人体的发动机。长期的血压升高未能得到有效控制,使心脏向动脉射血的阻力增大,负担加重,同时促进动脉粥样硬化,导致血管狭窄。引起心室壁肥厚,心脏扩大,心肌梗死,心律失常,甚至心力衰竭。高血压患者发生冠心病的风险较血压正常者高2.6倍。

脑:大脑是人体的信号中枢。高血压是脑卒中最重要的致病因素,我国70%的脑卒中患者合并高血压。长期的血压升高会使脑血管弹性下降,继而形成动脉瘤,一旦破裂将造成脑出血。长期的高血压还会造成脑小动脉粥样硬化，血管腔狭窄、闭塞引起小范围的梗死病灶，面积通常小于1.5～2.0cm^{2}称为腔隙性脑梗死。

肾脏：长期的高血压可导致肾血管狭窄，同时损伤肾脏微小动脉，影响肾小球滤过功能，最终造成蛋白尿，乃至肾功能减退、肾功能衰竭。多见于高血压持续10～15年后。

血管：血管是人体运送血液和养分的管道。主动脉是人体最粗最大的血管，长期血压升高可使主动脉内膜损伤、撕裂，形成主动脉夹层，病情非常凶险，严重时可危及生命。高血压患者如出现下肢动脉狭窄或闭塞，可导致下肢冰凉，走一小段路就腿软，严重时会出现溃疡，甚至坏死。

眼：眼睛是心灵的窗户，视网膜就是通往大脑的窗口。长期的高血压可损害眼底动脉、视网膜、视神经，造成眼底小动脉硬化、视网膜出血和渗出、视乳头水肿、黄斑变性等，导致视力下降，严重者可造成失明。因此，高血压患者进行眼底检查是非常必要的。

若血压越高，病程越长，且伴随高血脂、高尿酸、高血糖、吸烟等情况，心、脑、肾、血管、眼等靶器官损害出现的时间就越早，程度也就越严重。因此，长期规范的综合血压管理非常重要。

高血压会对眼睛造成哪些损伤

为什么高血压会对眼睛造成损伤？

简单来说，高血压就是血液对血管的压力增高了，眼睛也是有血管分布的，当然也会受到影响。我们可以想象一个装水的气球，如果装的水太多，水压大，气球就容易没有弹性，受不了这么高的水压甚至会破掉。

同样的道理,高血压也会损害眼睛的血管,引起眼睛供血不足,从而影响视力。如果血压长期得不到控制,视网膜动脉硬化进展会产生头痛、视力锐减,还会有恶心、呕吐等症状。如果视网膜的血管破裂,眼底出血,会出现视力下降,眼前有黑影浮动,遮挡视线,甚至视线完全被黑影所遮挡。

所以说高血压不仅会影响到眼睛,而且会损害心、脑、肾等器官,高血压患者一定要控制好血压。

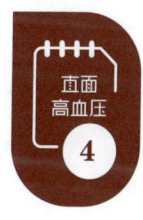

高血压会对肾脏产生损害吗

大家都知道,肾脏是非常重要的器官,肾脏出了问题是很麻烦的。那么高血压会对肾脏产生损害吗?回答是肯定的。

高血压导致血液对血管壁压力的持续升高,血管遍布全身,是全身营养供应及代谢废物排出的重要通道,是我们全身的基础建设,所以一旦血压产生问题,其打击是全方位无死角的。

肾脏是调节血压的重要器官,也是高血压最常损害的靶器官。高血压长期不能得到有效控制可损伤肾脏,而肾脏疾病本身也可导致高血压,从而加剧肾功能恶化,形成恶性循环。

原发性高血压如果不能得到有效控制,经过数年或者数十年,可引起肾脏结构和功能损害,甚至发展成为肾衰竭,即高血压肾病,最突出的表现是血压高和蛋白尿。那么怎么判断可能得了肾衰竭呢?首先有多年的高血压病史,其次有蛋白尿(解小便时有氨味,就是平时我们说的尿骚味很重,尿色深,表面有很多细小泡沫，不易消散），随着疾病的发展，出现夜尿次数增多、水肿等症状。

此时，如果出现以上症状，建议尽快到医院进行检查，专科就诊，调整成有肾脏保护功能的降压药，并加强日常血压监测，控制血压低于130/80mmHg为佳。

高血压对心脏的影响

总说高血压是个"无声的杀手"，那么长期血压高，如果没有及时发现，或者没有好好控制，作为人体发动机的心脏会怎么样呢？

第一，心脏越来越大。高血压患者由于外周血管阻力增大，心脏把血液输送到外周血管所需要克服的阻力就要比血压正常时大得多。如果血压长期控制不好，心脏就会变大变厚，就像弹簧过度拉伸之后不能恢复正常形状一样。心脏变大变厚到一定程度，它的收缩和舒张功能都会受到限制。回心血量会减少，使得射血减少；或者需要增加力量收缩的时候，无法有力地射血，就会产生呼吸困难、乏力、水肿等心衰症状。

第二，血管越来越堵。在长期高压血流冲刷下，血管内膜会受到损伤，血液中的脂质容易通过损伤处沉积在血管壁内，逐渐形成粥样硬化斑块。当粥样硬化斑块不断长大，造成冠状动脉严重狭窄时，就会出现心绞痛。同时，动脉粥样硬化斑块在高压血流的冲击下还容易破裂，一旦破裂，破口处形成血栓，就会阻塞冠状动脉，造成心肌梗死，甚至猝死。

第三，心跳越来越乱。心脏扩大、心肌纤维化、心力衰竭、动脉粥样硬化等，会增加心律失常发生的风险，比如心房颤动、室性心律失常等，出现心慌、心悸等症状。

高血压对心脏、血管都会产生不良影响，最终降低生活质量、缩短寿命，所以高血压必须早发现早控制！

高血压与心肌梗死

部分高血压患者发现自身血压升高时，对其放任不管，最终可能导致严重并发症，后悔不已。心肌梗死就是其中一种严重的并发症。

心肌梗死是冠心病最严重的一种类型，那么什么是冠心病？冠心病是如何发生的？冠心病与高血压有什么关系呢？冠状动脉（简称冠脉）是心脏的供血动脉，冠脉发生粥样硬化引起管腔狭窄或闭塞，导致心肌缺血缺氧或坏死而引起的心脏病就是冠心病。60%～70%的冠状动脉粥样硬化均合并有高血压，且收缩压和舒张压增高均可导致冠状动脉粥样硬化。长期血压增高且未得到控制可使血管内皮受损，血液中的脂质沉着在受损的动脉内膜上，形成一些粥样的脂质斑块。这些斑块逐渐堆积，阻塞了血管。一旦斑块破裂，斑块内的物质可以很快把冠脉堵死，接受冠脉供血的心肌就会急性缺血坏死，导致急性心肌梗死。严重的大面积心肌梗死患者会发生猝死，甚至连送医院都来不及。

因此，千万不要因为高血压没有明显症状就不就医，放任"高血压"伤害您的血管，否则一旦出现严重并发症，付出的可能是生命！

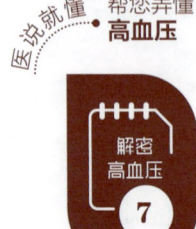

头晕、头痛与高血压

患高血压10年的高阿姨最近很苦恼,原因是她经常眼球发胀、头痛难忍,严重的时候还会头晕目眩。高阿姨很疑惑,为什么会这样呢?

高血压出现头晕、头痛与血压高低不是正比关系,与血压升高,血流量增多,血管扩张或血管痉挛有关。

高血压引起的头痛有什么特点呢?

头痛的特点差异很大,头痛的部位、性质及持续时间各异,多为沉重的压迫性痛、间歇性钝痛、胀痛及搏动性痛,有时为持续性痛,但多不剧烈。常有头晕、眼花、耳鸣、失眠、健忘、易激动等症状。另外,当恶性高压伴有高血压脑病时,头痛为持续而剧烈的全头痛。

从某种意义上来说,高血压头晕、头痛其实是一种机体的保护信号,提醒您:血压太高了,需要降压了。所以,当出现头晕、头痛的时候,不要忘了测量血压,及时就医治疗。

你的心脏能撑多久

高血压会引发心脏病吗?高血压对心脏有什么危害呢?

高血压长期控制不佳可能引起心脏结构和功能的改变，称为高血压性心脏病，包括早期左室舒张功能减退、左心室肥厚，逐步出现心肌收缩功能减退，最终发展为心力衰竭。研究显示，70%的心力衰竭是由高血压所致，同时，可能出现与之相关的冠心病、心房颤动等心脏并发症。

哪些征兆提示大家患有高血压性心脏病呢？如果在早期，可能没有任何症状，只是在做心脏彩色多普勒超声时会发现左心室肥厚或左心房扩大。血压长期得不到控制，心脏就会逐渐变大，可能会出现心脏舒张或收缩功能的衰竭，这时候会有活动后气促，就像有的人本来可以走很长时间的路，最近可能走一点儿路就觉得气喘吁吁的；同时还可能出现咯粉色泡沫痰，夜间不能平卧等症状。左心衰竭常可继发右心衰竭，最后发展为全心衰竭，出现高血压性心脏病晚期的症状，如腹胀、食欲不振、少尿、下肢水肿甚至全身水肿。

因此，高血压一定要早控制，一旦发展为心脏病，会导致患者生活质量下降，甚至危及生命。

高血压引发脑卒中

脑卒中，俗称"中风"，医学上将脑卒中分为出血性卒中（即脑出血）及缺血性卒中（即脑梗死）。那么，不同类型的脑卒中又是怎么形成的呢？

在众多的危险因素中，高血压是脑卒中最主要的致病因素，血压越高或者血压控制越差，脑卒中发生的风险就越高。正常情况下，我们的血管是弹性良好的管路系统，根据身体需要，脑血管可以收缩或舒张，维持一定的脑灌注压，确保脑血流量的稳定，这是机体的自动调节作用。当血压升高后，血流不断冲击血管，血压越高，对血管的冲击就越大。如果常年高血压不好好控制，就会使血管持续处于扩张状态而变硬、变脆、失去弹性（好比一个气球被吹胀多日后，放掉空气也不能恢复原样）。在这种情况下，如果血压突然升高，一旦突破某个临界点，就会导致血管破裂造成脑出血的发生。

反之，由于长期血压控制不佳，加之合并高血脂等危险因素，动脉粥样硬化进程加速，导致脑小动脉形成粥样硬化性狭窄，直至血管闭塞，最终造成相应供血区域的脑组织缺血坏死，从而形成脑梗死。

脑卒中的先兆

脑是人体最重要的器官，重量仅占体重的2%～3%，但正常成人全脑血流量为800～1000mL/min，占每分钟心脏射血量的20%。人脑的各项活动都需要持续不断地供血、供氧。长期患有高血压的患者，血管壁弹性降低，则会出现脑动脉硬化和狭窄，脑血流量明显减少或者脑血管压力过大，到了一定程度就会发生脑卒中。那么，怎样及时判断脑卒中呢？生活中，我们可以依据FAST原则快速评估：

"F"（face）脸部：让患者微笑一下，如果微笑时面部不对称，提示面瘫；

"A"（arm）手臂：让患者双手平举，如果10秒内一侧肢体下落，提示肢体瘫痪；

"S"（speech）语言：让患者说一句较长的话，如果不理解、说话有困难或者找不到词，提示语言障碍；

"T"（time）时间：抓紧时间，如出现上述症状则疑似脑卒中，请立即拨打120急救电话。

此外，如果出现以下情况，也应立即拨打120：

（1）头痛、头晕：与往日形式和感觉不同，程度较重。

（2）感觉功能障碍：可表现为面麻、舌麻、唇麻及肢体麻木，有的为一过性的失明。

（3）意识障碍：如老是想睡觉或整天昏昏沉沉，性格一反常态，变得孤僻，表情淡漠或多语急躁，有的会出现短暂的意识丧失或智力衰退。

（4）突然流涎、吞咽困难、持物跌落、走路不稳或跌跤，或者出现肢体抽搐跳动，也应紧急拨打120，尽快转运到适合的医院。

到医院就诊后，医生会根据患者情况，首先进行头颅CT检查，条件允许的情况下，积极完善心电图、血常规、血糖、凝血功能、肝肾功能及电解质、头颅磁共振等检查，为下一步治疗做准备。患者及家属应该积极配合接诊医生，争分夺秒进行诊治。

那么，为了避免脑卒中这个"炸弹"爆炸，我们可以做些什么呢？多项研究已经证实，对危险因素进行积极有效的干预，可以明显降低脑卒中发病率，减轻疾病负担。除了年龄、性别、遗传因素等不可控因素之外，脑卒中的可控高危因素包括高血压、高血脂、高血糖、房颤、无症状性颈动脉粥样硬化、超重或肥胖、吸烟、饮酒等。对高血压患者进行规范血压监测、合理的生活方式管理，生活方式干预，效果不佳者应尽早启动药物治疗，有利于预防脑卒中的发生。

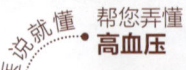

| 第三章 |

药物才是"硬道理"

药物是制服高血压的首要利器,如果把高血压比作西天取经路上的妖魔鬼怪,那么药物就是孙悟空,是本领最高强的那个,各路妖魔在孙悟空面前都要败下阵来。但对付高血压的"孙悟空"比较辛苦,需要每天都打妖魔鬼怪,假如哪天他罢工,没有出山,妖魔鬼怪就又会作祟了。对于高血压患者,最重要的一点就是要坚持每天规律服药。至于"孙悟空"需要使出哪一招来对付不同的妖魔,就需要医生来帮忙了。市面上有各种各样的降压药物,到底要怎么选择才能达到用最恰当的药物控制好血压,而又不出现副作用,这是一个专业性很强的问题,需要交给专业的心血管医生,高血压患者切不可随便乱吃药,免得被"孙悟空"误伤。

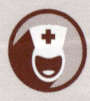

1. 降压是关键
2. 为什么要终身服药且适时调整
3. 常见的降压药有哪些
4. 正确应对降压药的副作用
5. 降压药该选国产的还是进口的
6. 什么时候该服用降压药
7. 服药期间应注意些什么
8. 服药后血压稳定可以停药吗
9. 用药后血压波动怎么办
10. 服用药物也无法降压该怎么办
11. 改变生活方式后可以不服药吗
12. 青少年得了高血压该如何用药
13. 老年人该如何使用降压药

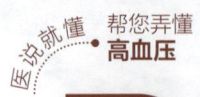

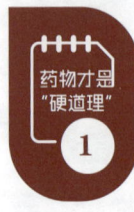

降压是关键

众所周知,高血压"无声杀手"的称谓是名副其实的。42.2%的高血压患者至少合并两种疾病,以多种心、脑、肾疾病为常见。当前我国心脑血管病死亡率占总死亡率的41%,其中70%的脑卒中和50%的心肌梗死都与高血压有关。

高血压管理的首要任务就是降压,将血压控制达标,最大程度地降低长期心脑血管疾病的总体风险。研究证实,收缩压每降低10mmHg,舒张压每降低5mmHg,可使脑卒中风险降低40%,心肌梗死风险降低16%,心衰风险降低50%。大多数高血压患者收缩压降至<130mmHg,可显著降低心脑血管疾病的发生风险。

因此,要时刻牢记"降压是关键"。早降压、早获益;降压达标,最大获益;长期达标,长期获益。

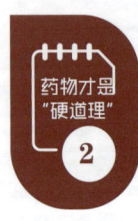

为什么要终身服药且适时调整

相信不少高血压患者认为一旦吃了降压药,就像成瘾一样停不下来了,所以非常抗拒长期吃药,这种想法是不对的。降压药本身没有成瘾性,高血压患者需要终身服药是因为大部分的高血压都是原发性高血压,发病原因与多种机制多种因素有关,现无法针对病因进行治疗,也就无法彻底根治,所以需要终身服用药物来维持血压稳定,以减少高血压造成的心、脑、肾等靶器官损伤。

市面上有很多种降压药物,总的来说分为六大类,但直到目前为止,没有任何一种降压药物能够保证服用一次就维持血压数天甚至数年都正常。目前市面上药效持续时间最长的降压药物,也需要坚持每天服用一次来控制血压。随着新型降压药物的研发,已经有更长效的小干扰RNA药物进入临床研究,通过注射给药,能够达到长达至少24周的降压作用、Zilebesiran的问世更加值得期待。

高血压患者除了需要终身服药,还要根据血压情况适时调整药物。因为很多原因会导致血压波动,比如随着年龄的增长,血压也会逐渐增高。其他如海拔、气候、情绪、睡眠、饮食、代谢等变化,都会引起血压变化,所以高血压患者不仅需要终身服药而且需要适时调整,以免血压控制不好,过高或过低,发生危险。

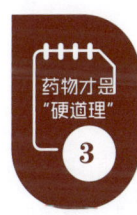

常见的降压药有哪些

常见的降压药物见附件,主要有六大类,前五类可用"AABCD"来帮助记忆。

A——血管紧张素转化酶抑制剂(ACEI),药名中包含"普利",比如常见的"培哚普利""卡托普利""依那普利"等。

A——血管紧张素受体拮抗剂(ARB),药名中包含"沙坦",比如"厄贝沙坦""缬沙坦""替米沙坦""奥美沙坦"等。

B——β受体阻滞剂,药名中多包含"洛尔",比如"美托洛尔""美托洛尔缓释片""比索洛尔""阿替洛尔"等。

C——钙通道阻滞剂（CCB），药名中多包含"地平"，比如"氨氯地平""硝苯地平""非洛地平""拉西地平"等。

D——利尿剂，"氢氯噻嗪""吲哒帕胺""螺内酯"等都是常见的利尿剂。

第六类——ARNI，代表药物为"沙库巴曲缬沙坦"，是由两种成份重新组合成新型共晶体的药物，具有较好的心血管保护作用。

高血压患者需要终身服药，切忌没有症状就不服药，或者盲目听从亲友及药店销售的推荐服药。建议开始药物治疗前，到专业医疗机构就诊，在专科医生的指导下，选择最合适自己的治疗方案，坚持服药，并定期到医院复查。

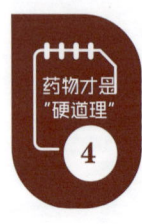

正确应对降压药的副作用

部分高血压患者朋友认为"是药三分毒"，因而在服用降压药治疗一段时间血压控制良好后，因为害怕药物副作用而自行停药或减药；有些人认为自己虽然血压高，但没有任何不适症状，而一旦服药将会面临药物副作用的风险，所以拒绝启动降压药物治疗。事实上这些认知都是错误的，那么降压药会对我们的身体产生哪些影响呢？

诚然，降压药或多或少都会有副作用，比如地平类降压药，部分患者服用后会出现下肢水肿、头痛、牙龈增生等不良反应，普利类降压药物则会导致刺激性干咳、血管性水肿等，利尿剂会导致尿酸升高、诱发痛风等，但是这些不良反应可以通过调整降压药的种类得到缓解，而且这些药物都是经过大量试验研究，证实对绝大多数人是安全有效的。只要严格遵照医嘱服药,是能够保证良好降压同时又避免出现药物副作用的。降压药物带来的获益远远大于其带来的危害,合适的降压方案可以有效减少高血压导致的肝、肾功能损伤。如果因为畏惧药物副作用拒绝药物治疗或是擅自停药,反而会导致血压不能有效控制而引起眼、心、脑、肾脏等器官的损伤,如眼底动脉硬化、心脏扩大、冠心病、蛋白尿等。若不及时纠正高血压状态,严重者会导致心力衰竭、心肌梗死、脑出血、脑梗死、肾功能衰竭、主动脉夹层等,最终危及生命!

所以,积极的降压治疗和维持血压平稳十分重要。一旦被医生诊断为高血压,明确需要药物治疗,应积极配合服用降压药。如出现药物相关副作用,应该第一时间与医生联系,遵医嘱科学用药,而不是自行停药。

降压药该选国产的还是进口的

临床上使用的进口药,我们通常称为"原研药",表明它的原产地在国外,这些药物由于研发、生产成本以及专利保护,价格都相对较高。随着国家鼓励药物创新和推行惠民政策,我国的仿制药在临床上的应用也越来越普遍。仿制药在上市之前都由国家药品监督管理局进行严格的检测,在成分、安全性、有效性、副作用等方面都不弱于进口药。

那应该选进口的,还是国产的呢?当然应该遵照医嘱,医生会根据患者的具体情况选择最适合患者的降压药。一款降压药适不适合患者,是由血压的控制情况来评判的。降压药的药效发挥需要一定时间,而非立竿见影,基本上需要2～4周才能达到最佳降压效果。无论是国产药还是进口药,适合自己的才是最好的。

什么时候该服用降压药

"我到底应不应该服用降压药?""药物服用时间能不能调整?"……相信很多高血压患者或多或少都有过这样的困惑,部分患者甚至因为惧怕降压药的副作用而拒绝服用或擅自停服降压药,导致血压没有得到良好的控制,严重者甚至出现不可挽回的后果。

那么什么时候应该服用降压药呢?

第一,高血压患者应该依据血压分级、未来心血管风险来决定服用降压药的时机。高血压1级(血压为140～159/90～99mmHg),无肾功能不全、心脑血管疾病、糖尿病等的患者,可以在积极生活方式改善的基础上密切监测血压1～3个月,如血压仍不能控制,则应该启动降压药物治疗;如患者接受积极治疗,也可与生活方式同步启动药物方案。而高血压1级合并有心脑血管疾病、肾功能不全、糖尿病等的患者,应该立即启动降压药物治疗。高血压2级(血压≥160/100mmHg)以上的所有患者,除了生活方式的干预以外,均需要立即启动降压药物治疗。

第二,降压药的服用时间因人而异,医生通常会根据患者血压波动的特征来决定。服用时间还与降压药剂的类型相关,最佳的选择是药物发挥最大效果的时间与一天中血压的最高值重合,以达到平稳控制血压,维持正常血压变化节律的目的,所以降压药的服用时间应该根据自身血压变化特点而定。

所以，降压药物的服用应该遵从医嘱，通过动态血压监测等检查帮助制定科学的服药方案。

服药期间应注意些什么

（1）坚持服用降压药

原发性高血压是需要长期服药来稳定病情的，不是说血压降下来就可以停药了，甚至停药后不监测血压，这些都是不对的，一定要定期监测血压。将监测的血压认真记录及时反馈给医生，避免血压过低或者过高的时候，没有及时发现。

（2）注意降压药的正确使用

有些降压药是需要一天服用两片，而有些降压药则是一天服用一片就行。应注意按时间、按量来服用。

（3）降压药不能过量服用。

如果服用过量的降压药，容易使血压降得过快过猛，出现头晕、乏力、黑矇、晕厥，甚至引起其他系统的并发症，比如脑血管意外。

（4）吃药不能三天打鱼、两天晒网

很多高血压患者会在血压增高或出现明显不适时才想起服用药物，不规律的服药会导致血压的升降，对健康的影响是非常大的，长此以往会对身体造成很大的影响，容易导致心脑血管并发症。

（5）不能盲目跟风吃药

有一部分高血压患者在选择药物时，认为越贵的药对身体就越好，朋友服用效果好的药也适合自己。其实降压药和其他药物一

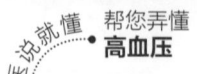

样，贵的药物并不一定代表效果好，只有适合自己病情的才是最好的。

（6）不要模仿他人的经验服用药物

很多高血压患者在确诊之后模仿他人的经验，自己到药店去选择降压药物服用，这是不对的。由于年龄不同、体质不同，对药物的耐受能力也不同，不能盲目地用药，必须选择适合自己的药物，坚持个体化的用药原则。

服药后血压稳定可以停药吗

经常会有高血压患者提出这样的问题：我长期服用降压药物，现在血压很稳定了，是不是可以停药了？答案是：不能停药！

血压一平稳就停药是一种片面的、不科学的认识，而积极的、规律的、长期性的药物治疗，是控制血压，预防高血压并发症最可靠的方法。

血压控制正常是服用降压药物的结果，如果贸然停用降压药，失去了药物控制作用，血压又开始升高，这种血压波动对心、脑、肾的损害也是非常大的，是非常不可取的。

什么情况下可以停药呢？比如气候转暖，从高海拔地区转至低海拔地区，会导致血压降低；生活方式的改善、运动量提升、或戒烟、减肥、精神放松、睡眠调整等，血压也可能会下降，这些情况下降压药物的剂量是可以适当减少或停用其中一种降压药物的，但一定要在医生指导下调整药物，不可自行停药。降压药物减量或者停药之后要做好血压监测，尽量减少血压波动。

目前,虽然还不能根治高血压,但是通过合理的药物治疗和健康的生活方式,能将血压控制在相对安全的范围内,从而减少高血压带来的心、脑、肾等器官的损害和其他并发症的发生,使患者和高血压和平共处。

用药后血压波动怎么办

李大爷患高血压已有十来年了,每天坚持服降压药,可近期血压总是忽高忽低,这是什么原因呢?应该怎么办?

(1)生活方式

血压受诸多因素影响。比如运动、饮酒、熬夜、失眠、疲劳等,都会影响血压,使血压产生波动。此时,应改善生活方式,避免上述使血压升高的因素。

(2)情绪和精神因素

情绪波动和精神紧张也会使血压升高。比如焦虑、抑郁、紧张、恐惧、情绪激动等。

(3)季节变化

很多高血压患者在秋冬季节血压经常会控制不好,但是到了夏天,血压就会下降。那是因为秋冬季节气温降低,人体血管收缩,血压升高;而夏季天气炎热,外周血管舒张,血压下降。因此,秋冬季是心脑血管疾病高发的季节。

(4)降压药物

降压药有短效、中效、长效之分。部分高血压患者自行购买降压药物服用,可能错误使用短效降压药造成血压波动大。短效降压药降压快，但持续时间短，血压很难维持平稳，故建议选择长效的正规药物。另外，在医生调药期间也会使血压出现短期波动，当药物起效后，血压也将逐渐稳定。

（5）继发性高血压

有部分高血压患者使用常规降压药治疗，甚至好几种药物联合都无法将血压降至正常；或一度血压正常，正常用药，但又莫名出现血压波动难控；或者血压突然很高，心跳加快，过一阵子血压又完全正常，这很有可能是继发性高血压，比如：嗜铬细胞瘤、原发性醛固酮增多症、肾动脉狭窄等，这时就应到高血压专科门诊进行相关检查。部分继发性高血压可通过手术治愈。

（6）特殊类型高血压

"白大衣高血压"是由于患者看到医生时情绪紧张所致。夜间高血压常见于晚上睡觉打呼噜的患者。餐后低血压、体位性低血压多见于老年高血压患者，于进餐后2小时内或体位变化时发生血压波动。

（7）海拔影响

有部分患者长期在低海拔地区生活，当来到高海拔地区时，也会出现血压升高，这是因为高海拔地区氧气含量减少，为了满足脏器氧气供应，心脏需更加努力地工作，导致了血压升高。

总之，当血压出现波动时，应到医院就诊，积极寻找导致血压波动的原因，针对不同原因"对症下药"，才能使血压恢复平稳。不要听信邻居或熟人介绍自行调整药物，以避免不必要的心脑血管事件发生。

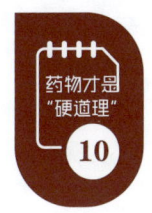

服用药物也无法降压该怎么办

经常会有高血压患者前来询问:为什么规律服用降压药物后血压还是降不下来呢?

高血压是多因素、多环节、多阶段和个体差异性较大的疾病,也分为原发性高血压和继发性高血压。当规律服用药物降压治疗,且血压控制不佳时需要考虑:是否为继发性高血压、药物选择是否合理、生活方式是否正确、测量血压是否规范等多方面因素。因此,出现服用药物也无法降压时需要及时就医,在医生的指导下逐一排查,规范用药,进行合理降压治疗。

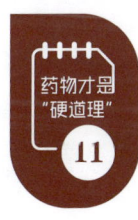

改变生活方式后可以不服药吗

部分高血压患者对长期服用降压药存在很大的心理压力,认为长期服药的副作用会影响身体健康,是否可以通过改善生活方式来治疗高血压,而不服药呢?

改善生活方式确实可以使血压水平下降,但改善生活方式而不需要服药就能良好控制血压的人仅占极少数的比例,大多数高血压患者仍需要长期用药。

长期血压控制欠佳会带来很多严重且可能危及生命的并发症,因此只要被确诊为高血压,都应当在医生指导下进行合理的药物治

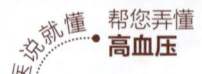

疗及生活方式干预。常见的生活方式干预：减轻体重、减少钠盐摄入、补充钾盐、戒烟限酒、减少脂肪摄入、增加运动、减轻精神压力、调整睡眠等。进行良好生活方式管理，血压水平较之前会有明显下降，此时则有减少服药种类或剂量的可能，又何乐而不为呢？

青少年得了高血压该如何用药

对于青少年高血压，应首先排除是否是由其他疾病导致的，尤其是没有高血压家族遗传史的青少年，如果是继发因素导致，则主要针对病因治疗；对于患有原发性高血压的青少年，首先应确定高血压分级，明确诊断，目标是降到正常值（<P_{90}）以下，不同年龄及身高的青少年的血压正常值见附表）。青少年降压目标与成人不一样，不能一概而论，而是将血压降至同年龄同身高组的诊断水平之下，才算血压管理达标，以减少对靶器官的损害。

改变生活方式、调整膳食、运动可改善血压水平，推荐每周至少有3~5天（每次30~60分钟）中等强度的体育运动，但高血压2级的青少年应在血压正常情况下参加体育运动。

对于改变生活方式后降压效果仍不理想或无症状的高血压2级青少年，应予排除继发性高血压。经过检查排除继发性高血压后应接受药物治疗。青少年原发性高血压的推荐治疗药物是血管紧张素转化酶抑制剂（ACEI）、长效钙通道阻滞剂（CCB）及噻嗪类利尿剂（具体降压药物见附表）：沙坦类、普利类、地平类或噻嗪类利尿剂，需要医生根据其年龄、体质、患病情况确定最佳的药物治疗方案，切不可盲目用药。

注：一组数据按从小到大排序，位于90%位的数值大小即为P_{90}

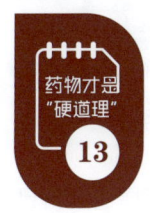

老年人该如何使用降压药

高血压患者中,老年人占绝大多数。老年高血压患者常常以收缩压(高压)增高为主,脉压较大。同时,老年高血压患者一体多病的情况比较多见,这就使得老年高血压患者服用的降压药物比较复杂,更需要注意一些问题。

首先,老年高血压患者服用降压药物要从小剂量开始,根据血压情况,逐步增加剂量。因为老年人的肝、肾功能都有不同程度的退化,药物代谢与年轻人不同。同样剂量的药物,年轻人服用可能不会有什么问题,可老年人服用却会发生副作用,所以用药剂量宜小。

其次,尽可能使用长效药物,一天只需服用一次。老年人因为记忆力及认知能力较差,往往会忘记服药或者不记得是否服过药物。如果需要一天服几次药,很多老年人会出现漏服或者多服的情况,造成血压控制不佳或者导致低血压。

联合用药的原则。如果单一药物效果不佳,则优先联用其他降压药,而不是增加单一降压药物的剂量。这是因为每种降压药物的剂量翻倍时,治疗作用并不会翻倍,副作用发生的概率却会大大增加。尤其是药物代谢功能较差的老年人,药物副作用发生的概率就加大了。

适度的原则。大部分老年人需要服用两种以上的降压药物才能将血压控制正常。但大于80岁的老年人和比较衰弱的老年人起始用药时应该从一种药物开始,如果血压控制不佳,再缓慢加用其他降压药物,降压过程宜和缓。

个体化的原则。有些老年人合并冠心病，有些老年人合并糖尿病，有些老年人有认知障碍，有些老年人经济情况不好。在选用降压药物时，应根据不同患者的情况选择，并不是贵的药物才好，也不是进口的药物就一定好，选择适合自己的药物才是最好的。

希望所有老年高血压患者都能在医生的指导下选择适合自己的降压药物，把血压控制到正常范围，不让高血压影响晚年的幸福生活。

| 第四章 |

高血压的自我管理

介绍完第一把利器,就轮到对付高血压的第二把利器——自我管理了。自我管理是药物治疗的基础。做好自我管理,不仅可以辅助降压,还可以稳定降压效果,减少降压药物的剂量,保护高血压患者的心、脑、肾。自我管理就像是抵御杀手的金钟罩,能弥补药物治疗的不足,在高血压患者的重要脏器周围筑起防护罩。

自我管理主要是指在改变认知的基础上改变生活方式,下面我们就详细了解一下这第二把利器有些什么妙用吧!

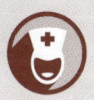

1. 高血压患者日常生活中的注意事项
2. 高血压患者日常生活之"饮食篇"
3. 少盐生活：科学控制盐的摄入
4. 蛋白质：保持血管年轻
5. 和香烟说再见
6. 高血压患者可以喝酒吗
7. 肥胖与高血压
8. 高血压患者日常生活之"锻炼篇"
9. 高血压患者如何做运动
10. 精神压力——高血压的制造者
11. "心平气和"对你很重要
12. 睡眠障碍与高血压

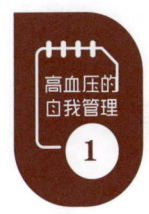

高血压患者日常生活中的注意事项

哪些生活方式容易诱发高血压？高血压患者又需要改变哪些生活方式呢？

（1）饮食习惯：有研究表明，一些食物可以降低血压水平，尤其是钾和镁含量高的食物。健康饮食可以帮助达到并维持最佳血压水平，同时应减少吃咸、辣、油腻的食物。

（2）日常起居：冬季是脑血管破裂出血的高发期，在清晨起床时，不猛起床，先躺2分钟，再慢慢起来。不可用力排便，以免发生意外。清晨不空腹运动或剧烈运动。饭后30分钟可做适当的运动，不空腹洗澡、洗澡不超过20分钟、洗澡不锁门等。对于高血压患者而言，饭后吸烟对身体的伤害翻倍，戒烟有极大的益处。

（3）关注睡眠：睡觉之前要保持好心情。一些人认为睡前喝些小酒有助于睡眠，其实睡前喝酒会影响肝脏健康，同时乙醇会刺激血管，引起血压升高，同时兴奋中枢，不利于入眠。

（4）对于体型偏胖的高血压患者来说，应抽时间运动，减轻体重，保持心情舒畅。

（5）最重要的——乖乖吃药：吃药听从医嘱，千万不要擅自做主，生活中要学会监测自己血压的波动情况。

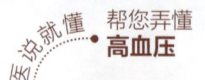

高血压患者日常生活之"饮食篇"

"三补":高血压患者的饮食很有讲究,补钾、补钙、补优质蛋白。

高血压患者日常饮食是有讲究的,饮食中摄入的钠和钾的含量与血压高低有一定的影响,所以要少钠多钾,可用富钾低钠盐取代平时吃的盐。此外,可多吃香蕉、橙子、马铃薯等富含钾的食物。适当补钙也有助于降压。蛋白质能促进钠的排泄,减少体内水分潴留,减少血容量,从而起到降压作用;同时,也要尽可能多地摄入优质蛋白质,如鸡、虾、鱼、牛奶等。调查发现,一些沿海地区渔民高血压、冠心病和脑血管病的发病率较低就与多吃深海鱼有关。

"三低":低盐、低脂、低糖。

每天多吃2g盐,血压将升高1~2mmHg。高血压患者如果限盐,收缩压可下降2~8mmHg。世界卫生组织也建议每人每天盐摄入总量不超过6g,少吃高钠盐,如咸菜、腌肉、腊肉等。调查表明,肥胖者患高血压的概率是正常体重者的3~4倍,高脂高糖会导致肥胖,少吃脂肪含量高的食物,如肥肉、猪油及动物内脏。优先选择富含不饱和脂肪酸的植物油,如橄榄油、菜籽油、茶油,烹调用油控制在每天20~30g。少食用或不食用油炸、高脂肪食品,以及甜品甜食。少吃主食或将部分主食从精米、精面换成粗粮外,要注意加工食品、果汁、调味剂等含糖量很高,尽量少吃。

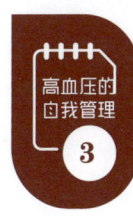

少盐生活:科学控制盐的摄入

盐是饮食中不可缺少的调味品。高盐、高脂饮食会导致血压升高,无论是成年人还是儿童,钠的摄入量与血压水平以及高血压患病率均明显相关。目前世界卫生组织推荐量为每人每日食盐摄入量<6g。6g盐是多少呢,有个比较直观的表达:用一个没有去掉胶垫的啤酒瓶盖来盛盐,一平盖的盐约为6g。这是一天的量,而不是一餐的量。目前市面上有定量的刻度小勺,有的是2g装的,有的是5g装的,高血压患者可以将这样的小勺作为烹饪时量度盐的工具。

高血压患者不仅要关注盐的摄入量,更重要的是关注钠的摄入量,特别是"隐形钠"的摄入。盐是饮食中主要钠的来源,但大家往往忽视了味精、鸡精、用来发面的小苏打都含钠,也就是说我们常常忽略了面包、蛋糕、饼干等食品也含钠。另外,食物结构中增加膳食纤维的比例,可以降低钠盐吸收,增加钠离子排出,有利于稳定血压。

此外,高血压患者应该饮食清淡,减少食用腌、熏制食品;注意食品标签,合理选择包装食品。食品标签通常标注了食品的生产日期、保质期、配料、质量(品质)等级等,可以了解食物是否新鲜、产品特点、营养信息等,其中能量、蛋白质、脂肪、碳水化合物和钠是营养成分表强制标示的内容。高血压患者应关注具有"低盐、减盐、低脂、减脂、低糖、减糖"等营养标签的食物。

蛋白质：保持血管年轻

俗话说"民以食为天"，如何才能吃好、吃对，是高血压患者需要关注的问题。建议控制每日总能量摄入，选择小份量食物并增加食物种类，最好每日平均摄入12种以上的食物，每周25种以上，而其中蛋白质是最不可或缺的营养成分。

在蛋白质的选择上，最佳选择是鱼、畜禽肉和蛋类等动物性食物。动物性食物富含优质蛋白，适量摄入对维持血压平稳有重要作用。平均每日摄入蛋白质总量控制在120~200g，分散在三餐中食用。优先选择鱼和禽肉类食物，少吃肥肉、烟熏和腌制肉制品；食用鸡蛋时不应丢弃蛋黄。对于合并血脂异常或冠心病和脑血管疾病的患者，每周食用蛋黄1~2个是完全没问题的。

蛋白质摄入的搭配也很关键，提高蛋白质效价和优质蛋白比例，遵循蛋白质互补原则，谷类与奶类的搭配，谷类与豆类的搭配，谷类与肉、蛋类的搭配，粗粮薯类与精米白面的搭配。在挑选蛋白质来源上，水产品、禽畜瘦肉、蛋类、奶类或奶制品、豆类或豆制品等优质蛋白的每日摄入量应≥50%。

烹调食物的方式应注意减少营养损失：食物需酌情减少刀工处理和加热时间，控制加热温度，建议采用水或蒸汽传热的低温烹调、短时间加热，减少营养损失。

和香烟说再见

吸烟的害处可谓人尽皆知,吸烟不仅会增加呼吸系统疾病的患病率及肿瘤的发生率,对于心血管的危害同样不可小觑。吸烟可导致血压升高、心率加快,吸烟者的收缩压和舒张压均明显高于不吸烟者,有高血压家族史、肥胖、血脂异常的吸烟者患高血压的风险更高。

吸"二手烟"也可导致血压升高,高血压患病率增加,且对女性影响尤甚。我国人群调查结果显示,丈夫吸烟的女性患高血压的风险是丈夫不吸烟者的1.28倍。

戒烟可显著降低高血压患者心脑血管疾病的发病风险,使冠心病患者的远期病死率降低36%,戒烟并控制血压可使人群缺血性心脏病的发病风险降低2/3。

吸烟不仅害了自己,还害了身边的亲人,高血压患者,请和香烟说再见吧!如果实在戒不了,可以到"戒烟门诊"寻求专业医师的帮助。

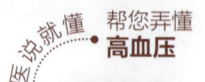

高血压患者可以喝酒吗

很多人在日常生活中总免不了喝酒,那么,高血压患者到底能不能喝酒呢?回答是:尽量不喝酒。

有研究表明,过量饮酒会增加血压升高的风险。限制饮酒与血压下降明显相关,酒精摄入量平均减少67%,收缩压下降约3.3mmHg,舒张压下降约2mmHg。根据《中国居民膳食指南(2023)》儿童、青少年、孕妇、乳母及慢性病患者不应饮酒,成年人如饮酒,一天饮酒的酒精量不超过15g,高血压患者不应饮酒。

因此,对于高血压患者的建议是:尽量不饮酒,如果实在避免不了,应限制饮酒。摄入量以酒精量计算,成人每日最大摄入酒精量<15g。不同类型酒的酒精含量见下表。

不同类型酒的酒精含量

种类	15g酒精	25g酒精
啤酒	450ml	750ml
葡萄酒	150ml	250ml
38%酒精度的白酒	50ml	75ml
53%酒精度的高度白酒	30ml	50ml

肥胖与高血压

正常体重是指体重指数(BMI)为18.5~23.9kg/m^2。BMI= 体重÷身高^2（kg/m^2），且男性腰围＜90cm，女性腰围＜85 cm。体重指数24～27.9 kg/m^{2}为超重，≥28kg/m^{2}为肥胖。近年来我国居民中超重和肥胖者所占的比例明显增加，据专业数据显示，我国18岁及以上居民超重和肥胖率分别达30.1%和11.9%。6~17岁青少年超重率为9.6%，肥胖率为6.4%。肥胖者发生高血压的风险是体重正常者的3倍，体重指数平均每增加10kg/m^2，男性收缩压升高17mmHg，女性升高14mmHg。

减重可以降低血压。国外对生活方式干预的研究表明，体重下降与血压变化并不平行，随访2～3年发现，体重减轻1kg，收缩压可降低1mmHg，随着时间延长，体重减轻10kg，收缩压则可降低6mmHg。在减重过程中进行的有氧运动可使动态血压下降3.0/2.4mmHg或使诊室血压下降3.9～4.1/1.5～3.9mmHg。很多高血压患者减重后血压下降，减少了降压药物剂量甚至不需要再服用降压药物。因此，肥胖的高血压患者应该尽早"管住嘴，迈开腿"，使体重和血压双达标。

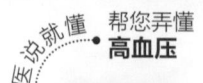

高血压患者日常生活之"锻炼篇"

人一旦患上高血压,总是习惯纠结于各种抗高血压药物的治疗,往往忽略了运动锻炼。甚至有些人还会片面地认为:"运动不利于血压的控制"、"运动后血压会更高"、"血压都高起来了,就不能再运动了"等等。

作为治疗高血压的重要部分,合理运动非常有利于血压控制。高血压患者适宜的运动方式主要包括:有氧运动、力量练习、柔韧性练习、综合功能练习、生活中的体力活动等。

(1)有氧运动。

有氧运动是高血压患者最基本的健身方式,可采用快走、慢跑、骑自行车、跳广场舞、广播体操、有氧健身操、登山、爬楼梯等。建议每周至少进行3~5次,每次30分钟以上。如何把握运动强度已达中等强度?可用运动中的心率来评估运动强度,中等强度是指心率170减去年龄,即您年满40岁,运动后心率达到170-40=130次/分钟就达到了运动强度。

(2)力量练习。

力量练习可以减缓关节疼痛,增加人体平衡能力,防止跌倒,改善血糖,建议高血压患者每周进行2~3次力量练习,两次练习间隔在48小时以上。生活中的推、拉、拽、举、压等动作都是力量练习的方式。力量练习应选择中低强度,练习时应保持正常呼吸状态,避免憋气。

(3)柔韧性练习

柔韧性练习可以改善关节活动度,增加人体的协调性和平衡能力,建议每周进行2~3次柔韧性练习。在做柔韧性练习时,每次拉伸达到拉紧或轻微不适状态时应保持10~30秒;每一个部位的拉伸可以重复2~4次,累计60秒。

(4)综合功能练习。

综合功能练习可以改善人体平衡、灵敏、协调和步态等动作技能,可以改善身体功能,防止跌倒。包括太极、瑜伽、柔力球、乒乓球、羽毛球等,可根据场所及个人喜好选择。

(5)生活中的体力活动。

适当增加生活中的体力活动也有助于血压的控制。高血压患者可以适当做些家务,步行购物等活动,使每天的步行总数达到或接近8000~10000步。

高血压患者应在适宜的时间运动。血压在清晨大多处于比较高的水平,这时也是心血管疾病的高发时段,因此最好选择在下午或傍晚进行锻炼。

长期坚持规律的运动,可以增强运动带来的降压效果,但也需注意,血压未能有效控制的患者应暂时禁止中度及以上强度的运动。最后让我们记住这个顺口溜:适量运动"三个有":有恒、有序、有度;"三个不":不攀比、不争强、不过度;"三五七":30分钟3千米、一周运动5次、心率加年龄约等于170,这样锻炼则能保证安全有效。

高血压患者如何做运动

高血压患者如何有效健康的控制血压,运动是必不可少的。

积极、有计划的锻炼能增加能量消耗和加快基础代谢,增进心肺功能,降低血压和血糖,改善血脂异常,控制体重,从而有效预防心脑血管病的发生。

每周保证至少150分钟中等强度或75分钟较大强度的活动量可增进心肺功能,降低血压、血糖,调节血脂。也可采取短时间多次累积的方式进行运动。研究显示,每次30分钟中等强度活动可有效降低血压和心脑血管病发生。判断活动强度,可通过运动后心率来进行:运动后心率加年龄达到170,即为中等强度运动。也可凭自身感觉简单判断运动强度:与安静状态相比,呼吸、心率微微加快,微微气喘,则基本达到中等强度;呼吸、心跳明显加快,气促,不能连贯讲话,基本达到较大强度。

对于血脂异常、超重和肥胖人群,可逐渐增加运动时间,达到每日50~60分钟的运动量,每周≥5天。每周或每日运动量可通过多次累计完成,并提高日常生活中的身体活动如步行通勤。每日60~90分钟的运动锻炼是减重、减脂的必要运动量。每周2~3天的肌肉力量练习(如俯卧撑、平板支撑、器械练习)可增加能量消耗和加快基础代谢,有利于进一步控制血脂和体重。

老年人应根据身体情况确定身体活动水平。可选用2分钟原地高抬腿测试有氧能力,30秒坐站测试运动能力和腿部力量。当由于慢性病不能每周做150分钟中等强度有氧运动时,应尽可能地进行身体活动。老年人的运动可以和日常活动相结合。神经肌肉控制练习,包括平衡、协调、步态和本体感觉等控制技能的练习,对老年人尤为重要,如闭眼单脚站、太极拳、气功、舞蹈等。推荐每周2~3次,每日20~30分钟。

高血压患者进行运动锻炼时要注意:(1)循序渐进。目前没有规律运动习惯的高血压患者,从低至中等强度的运动开始,每次运动时间5~10分钟,逐步过渡到中至大强度运动,每次运动时间≥30分钟。需注意，运动强度和运动量不是越大越好。（2）避免肌肉骨骼损伤。运动前需热身，运动后需进行整理和拉伸活动，遵循循序渐进、因人而异的原则均可有效避免肌肉、骨骼损伤，达到锻炼效果。

如果出现下列情况，需要立即终止运动，并寻求专业人士的帮助：（1）胸部、颈部、肩部或手臂有疼痛和压迫感。（2）出现面色苍白、大汗，感到头晕、恶心。（3）肌肉痉挛，关节、足踝和下肢发生急性疼痛。（4）严重疲劳、严重下肢痛或间歇性跛行。（5）严重呼吸困难、口唇发紫。

精神压力——高血压的制造者

较多临床研究显示，精神压力与高血压密切相关，精神压力增大会使高血压发生风险显著增加。高血压发病率与长期精神紧张、焦虑、高负荷压力等因素显著相关，在长期高压的状态下，心率、血压、体温、肌肉紧张度、代谢水平等均会发生显著变化。男性和女性在较大精神压力下均易发生高血压，伴发焦虑的中年男性患高血压风险为无焦虑者的2.19倍，而女性精神紧张程度越高，其高血压发生风险越高。

高血压患者更易伴发精神心理问题，为非高血压患者的2.69倍。很多高血压患者都饱受失眠、焦虑及抑郁情绪的折磨。精神压力还会影响高血压的治疗效果，直接降低非药物治疗（如生活方式干预）的效果。

因此，随着人们生活节奏的增快，精神压力已经成为引发高血压的重要原因，必须引起重视！

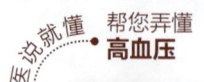

"心平气和"对你很重要

前面提到，精神压力是引起血压升高的重要原因之一，对于高血压患者，保持好的心情不仅有利于控制血压，还可以降低发生心脑血管并发症的风险。高血压患者应该做到工作张弛有度，生活规律、有节制；增强心理健康意识，学会调控情绪及合理安全地宣泄，增强心理耐受及抗挫折能力。下面给高血压患者提供几个保持心态平和的方法。

（1）舒缓压力：合理调整工作和生活的节奏，反复练习冥想、深呼吸放松减压训练等，减缓压力、舒缓紧张心情。树立"5125"健康生活理念，谐音"我要爱我"，即每日给自己留5分钟放空（发呆）时间、每日运动1小时、掌握1项运动技巧和加入1个运动社群等。脑电生理研究提示，个体在发呆时，脑电波维持在8~14 Hz，处于清醒而放松的状态，对生活节奏较快的现代人是一种良好的调剂。

（2）积极应对压力：除了形成日常的减压习惯之外，牢记自己才是自身健康的第一责任人，对各种应激和压力应采取积极应对的态度，形成合理应对的行为习惯。如对生活压力或目标设置合理分解，生活和工作节奏安排应有张有弛。

（3）培养乐观情绪：①增加愉快的生活体验：多回忆正面的、愉快的生活片断，有助于克服不良情绪状态。②培养幽默感：幽默感有助于适应社会，积极面对压力和应激。③学会从不同角度观察和思考：很多看似让人生气或悲伤的事件，换个角度看，也可能是"塞翁失马，焉知非福"，挖掘生活中正面积极的意义，全面提升身心健康。

睡眠障碍与高血压

随着当今社会竞争压力日益增加,存在睡眠障碍的人群日趋增多,研究表明睡眠剥夺和/或睡眠持续时间短、睡眠中断与高血压均有相关性,睡眠时间<6小时,高血压的患病几率是健康人的2.32倍。睡眠对人体健康极为重要,随着现代社会人们生活方式的改变、压力增大,存在睡眠障碍的人群逐年增加,严重影响人们身心健康。睡眠障碍不仅影响患者的生活质量,更会造成植物神经功能失衡,即交感神经兴奋性升高、迷走神经兴奋性降低,导致血压昼夜节律异常,从而增加心血管疾病的风险。

美国心脏协会将睡眠时间<7小时/晚定义为短时睡眠,>9小时/晚定义为长时睡眠,7~9小时/晚定义为正常睡眠。睡眠时间为4小时者高血压发生率高于睡眠时间为7小时者,并且睡眠时间越短,患高血压病的风险越大。睡眠时间改变,交感神经兴奋性增加、导致代谢和内分泌功能障碍,昼夜节律失衡,从而引起血压波动,固此,睡眠障碍已成为高血压发病中新的危险因素。高血压患者应该有意识地培养自己的睡眠节律,做到按时作息,每天睡足7-9小时。

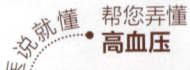

| 第五章 |

高血压典型病例

在与高血压的对决中存在着很多的陷阱,患者缺乏对疾病相关医学知识的认识和精准评估,很容易掉入陷阱。今天我们把高血压患者踩过的坑都列举一下,希望这些活生生的例子有助于大家在陷阱面前保持清醒的头脑,不要再次掉到坑里。

1. 高血压并发脑梗死
2. 左右手血压不对称
3. 高血压合并肾功能衰竭
4. 高血压合并心衰
5. 高血压合并眼底出血
6. 原发性醛固酮增多症
7. 单纯收缩压升高
8. 不可对血压漠不关心
9. 不良生活方式导致血压升高
10. 高血压并发脑梗死
11. 降压药能停吗
12. 气候变化引起血压波动
13. 海拔变低引起血压波动
14. 海拔变高引起血压波动
15. 吸烟合并高血压
16. 降压药能分享吗
17. 不能擅用别人的降压药方
18. 高血压"只得一次"
19. 凭感觉降压
20. 吃零食治高血压
21. 我那么瘦,怎么会得高血压呢
22. 高血压与生活习惯

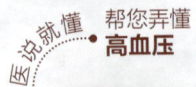

高血压并发脑梗死

王爷爷年轻的时候就很喜欢玩,抽烟喝酒、大块吃肉,隔三岔五就玩通宵。上了点年纪,现在,也懒得动了,时不时地和老伴一起跳跳广场舞。曾经有医生告诉过他血压有点儿高,但他觉得一直也都没什么不舒服,所以就没在意。现在快70岁了,身体一直倍儿棒,这也是他引以为傲的一件事。一天,王爷爷和老伴跳广场舞,突然脚不听使唤,他故作镇静道"哈哈,我自创的新动作"。跳完广场舞,在回家的路上,他感觉走路飘飘的,跟老伴打趣道"我怕是要升仙了,感觉脚下轻飘飘的"。老伴注意到他嘴巴有些歪了,回应说:"你个老家伙,没个正形,做鬼脸是想吓唬谁呢?"回到家里,突然听到水杯砸到地上的声音,老伴慌忙出来一看,只见王爷爷瘫倒在地上,口角歪斜,讲话也不利索了,嘴边还流着口水,老伴急忙叫来儿子一起把王爷爷送到医院。检查时血压已高到220/140mmHg,这时王爷爷已言语含糊,一侧肢体活动不灵,经检查,血压、血脂、血糖均高于正常值,本次为脑血栓形成,也就是老百姓俗称的"脑梗死"。

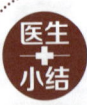

一旦发现血压升高,不管有没有症状,都要注意定期测量血压,及时就诊,听从专业医生的意见,坚持良好的生活方式和规律服药,控制血压,这对于预防脑梗死至关重要。

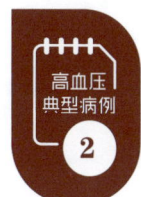

左右手血压不对称

作为一名24岁的自由职业者,小红最近莫名觉得头晕、头痛,吃东西也没有之前香了,还感觉偶尔看不清东西,经常觉得疲累,她想可能是最近频繁加班引起的。一天,陪着妈妈路过街边的药店,妈妈量完血压就让她也顺便量一下,结果血压值显示为166/94mmHg,于是再量量左手,显示血压值为138/80mmHg。为什么自己右边的血压比56岁的老母亲还高呢?她心想,自己还这么年轻,一直也都没什么病,只是右边手测量时血压高一些,左边也是正常的嘛,应该没事,所以也没在意。直到她和朋友逛街时突然晕倒了,朋友赶紧把她送到医院,医生发现她左边手臂的脉搏明显比右边弱,反复量了两只手的血压,左边130~150/70~80mmHg,右边160~170/90~100mmHg。此后,她经常头晕、头痛、恶心,吃不下东西,体重也减轻了,医院让她去上级医院做检查。详细检查之后,她被诊断为大动脉炎。经过一系列的规范治疗,小红终于找回那个吃饭嘛香、不犯迷糊的自己了,也开始重视自己的身体健康了,不舒服就及时去看医生,听医生的话吃药、定期复查。

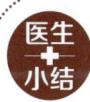

即使是年轻人,如果有不明原因的低热、疲劳、食欲减退、消瘦、头晕、头痛等不适症状,也要及时就诊。同时注意测量血压时要双侧对比,如果双侧血压相差超过20mmHg,更要引起重视,积极完善检查,明确诊断后规范治疗。

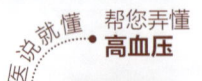

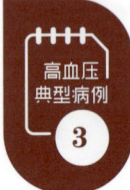

高血压合并肾功能衰竭

这天门诊来了一位40多岁的中年男子,全身浮肿,面色苍白,自诉最近频繁的恶心、呕吐,夜里老是起夜,小便有很多泡沫,经久不散,精神状态也很差。医生给他量了血压,数值高得吓人,已经达到了230/110mmHg,又化验了肾功能,血肌酐超过了800μmol/L。临床上,肾功能严重损伤难以逆转,很难想象他未来的日子要如何走下去。

这位患者说,他的父母都患有高血压,自己在20多岁的时候就发现血压升高。那时有人劝他吃降压药,但他自我感觉良好,从来也没有不舒服的症状,就把大家的忠告抛到了脑后。十多年过去了,从来没有认真吃过一片降压药,也从未监测过血压。

医生和他解释,造成现在肾功能衰竭的原因就是高血压。这是一个由于血压未有效控制,造成高血压合并肾损伤,最终走向肾衰竭的经典案例。

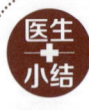

肾脏是调节血压的重要器官,而临床上大部分高血压肾损伤患者进展至疾病晚期才会有典型的临床症状,因此,须及早发现并进行合理治疗。控制血压达标是高血压肾损害治疗的关键,原则是将血压合理平衡降至安全水平,定期门诊随访肾功能指标。肾小球滤过率是30~59mL/min,已经达到慢性肾脏病3期;如果血压不控制,肾功能继续恶化,将达到慢性肾脏病4期;当病情进展,肾小球滤过率小于15mL/min时达到慢性肾脏病5期,也就是尿毒症了。

高血压合并心衰

"你的检查结果出来了,是心衰。"谢先生接到医生电话,如遭晴天霹雳,懊恼地给远在外地工作的爱人打电话……

谢先生大学毕业后从事建筑设计,平时工作比较忙,应酬多,烟酒不离身,熬夜加班是常事。3年前单位体检查出血压高达185/120mmHg,他并未放在心上,也没有进一步到医院检查、吃药,总觉得自己还年轻,不会那么容易得病。最近半年,他感觉早晨起床头晕、头痛,走路喘不过气,爬楼梯都需要休息,两条腿还有点儿浮肿,这才引起重视,去医院经过检查,谢先生的高血压已经发展到了心衰的阶段,左心明显比正常人增大,被诊断为"高血压性心脏病",得按时吃药,戒烟,好好休息,把血压降到正常,心脏状态才会慢慢有所好转,病程中仍要加强随访监测,防止心功能进一步恶化。

 高血压是导致心衰的罪魁祸首之一,为防止从慢性高血压发展为心衰,应该改变生活方式,使用具有心脏保护的药物将血压降到理想水平。

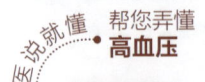

高血压合并眼底出血

老张今年59岁,是一个有40多年烟龄的"老烟枪"。6年前,单位体检测量血压为145/95mmHg,医生告诉老张,吸烟不仅是慢性支气管炎、肺气肿等呼吸系统疾病的主要诱因,也是许多心脑血管疾病致病的主要因素,让老张戒烟,并且需到医院做进一步检查,监测血压,必要的时候吃药控制血压。老张平时喜欢游泳、爬山,自己觉得身体好得很,又没有什么明显症状,就没听医生的建议也不去医院检查。此后每年的单位体检,测量的血压越来越高,老张还是不当回事。一天,老张早晨起来突然觉得看东西中间黑了一块,不管眼睛怎么转动,黑影也没有消失,急忙赶去医院,测量血压值为190/125mmHg,一检查竟是眼底出血。医生告诉他,这么高的血压,还可能会引起脑卒中、急性心衰等严重的并发症,甚至危及生命,需要尽快住院治疗,结果在住院期间还发现多年高血压已导致心脏增大。老张这才明白,原来就算没什么症状,也要改变生活方式,控制好血压,后悔当初没有听医生的话。

高血压患者如出现眼前有黑影、视野缺损等异常,需及时就诊。若检查确诊为眼底出血,除按医嘱治疗外,还应注意配合生活方式管理:戒烟戒酒、低盐低脂饮食、加强监测血压。

原发性醛固酮增多症

小马是一名快递小哥,是公司里出了名的"五好青年",从不沾烟酒,生活规律,业务能力也是相当优秀,偶尔觉得腿软乏力,也没当回事,夜晚鼾声比较大,家人也认为是他工作太累导致的,应属正常。近斯他例行健康体检时,医务人员告知小马,他的血压高达168/105mmHg,小马的父母和祖父母均没有高血压,于是小马带着疑惑来到高血压门诊。通过初步检查,医生发现小马的血钾低于正常水平,进一步检查后,发现小马体内一种名为"醛固酮"的激素水平显著升高,右侧肾上腺有一个1cm左右的小瘤子,最终确诊为原发性醛固酮增多症。这是一种常见的继发性高血压,在医生的安排下,小马又进行了一系列的定位检查,最终进行了右侧肾上腺切除的外科手术。治疗后,小马的血压也奇迹般逐渐回到正常水平。

 高血压患者如无导致高血压的诱因,也无高血压家族史,需要警惕是否患了继发性高血压。如果出现不明原因的四肢无力、血压增高、低血钾等,应高度怀疑原发性醛固酮增多症,建议尽快到高血压专科门诊就诊。

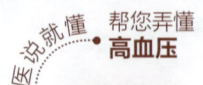

单纯收缩压升高

李大爷最近有些郁闷。过完春节后,他总是觉得脑袋发晕,起初以为是春困,多休息就好了,可是在家休息了两天,这头晕的毛病不仅没好转,还隐隐有些头痛。这天,老朋友张大爷来家里做客,李大爷就和张大爷说起了自己的不适。张大爷一听,很肯定地说:"你一定是血压高了,量过血压没有?"李大爷很自信地说:"我年轻时是低血压,现在虽然上了点儿岁数,血压会上去点儿,但也不可能是高血压。"张大爷拉起李大爷说:"走,小区门口就有个药店,咱去量量不就知道了。"来到药店一量,李大爷的血压竟然高到180/65mmHg。李大爷不信,接连量了三次,收缩压都大于150mmHg。李大爷纳闷了,年轻时的低血压怎么就变成了高血压?只有高压高,低压不高也会头晕吗?现在这样该怎么办,需要吃药吗?

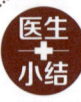

血压分收缩压和舒张压两个成分,无论哪个成分都应该控制在正常范围以内,也就是90mmHg≤收缩压<140mmHg,60mmHg≤舒张压<90mmHg。无论哪个成分高于正常值都会导致心、脑、肾损害,降压治疗要两者兼顾。老年人由于动脉硬化,多呈现单纯收缩期性高血压,仅以收缩压升高为主,降压时应注意药物对舒张压的不良影响。

不可对血压漠不关心

小美刚参加工作一年，每天朝九晚五，周末还时常加班。有一天，小美去药店买口罩，等待付款途中，发现旁边有个血压计，于是测量了一下，测完后整个人都吓蒙了，血压160/100mmHg。回想从大学时体检到现在，已经有五六年的时间了，刚入学时血压135/90mmHg，一直没有引起重视，想着自己还年轻，不以为然。第二天，小美去医院就诊，医生诊断是高血压2级。医生告知小美，高血压重在早期发现和早期治疗，应该从认识和思想上转变观念，身体发出的每个信号都是提示，不可置若罔闻。高血压还会造成靶器官的损害。要定期监测血压，规律服药，保持良好的生活习惯，才能更好地控制血压和预防并发症的发生。

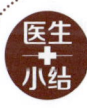

大家对血压要重视起来，从认识和思想上转变观念，身体发出的每个信号都是提示，不可置若罔闻。高血压还会造成靶器官的损害。要定期监测血压，规律服药，保持良好的生活习惯，才能更好地控制血压和预防高血压并发症的发生。

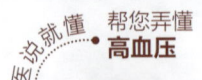

不良生活方式导致血压升高

杨东是个程序员,今年31岁。最近,他在工作的时候突然晕倒,同事把他送到医院就诊,一量血压172/100mmHg。杨东不知道自己怎么突然就高血压了,平时身体也没什么不舒服,自己的父母也没有高血压。心内科医生询问他平时的饮食和生活习惯,他说自己经常加班,很多时候都是晚上工作。因为工作原因也很少锻炼身体,自己一个人生活,经常订外卖,喜欢油炸食品,还很爱吃腊肉、香肠、卤腐等,常喝碳酸饮料。

医生一听就明白了,告诉杨东这样不良的生活方式就是导致血压升高的主要原因,之后必须调整自己的生活状态,健康饮食习惯,规律作息。

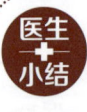

生活方式的改变对于控制血压升高是很重要的。平时要注意低盐、低脂,避免熬夜加班,让我们一起健康生活。

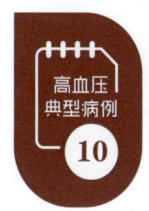

高血压并发脑出血

李叔是一个普通农民工，40岁出头，爱抽烟，偶尔喝酒，常年在工地上起早贪黑地干活，有个读高中的女儿，家庭开销基本都靠李叔一人。一年前李叔从工地下班后见街道旁有医生在义诊，于是工友们相约着去测血压，测量下来李叔的血压为164/96mmHg，医生建议李叔休息后复测，但李叔因为赶时间就离开了，他觉得自己身体硬朗，不会有什么事，其后也未放在心上。两个月前李叔因头晕自行到药店购买药物，药店工作人员一测血压178/112mmHg，立即建议他前往医院就诊。但李叔认为自己只是头晕，没必要大惊小怪，吃点儿药就好，而且去医院做各种检查得花费很多钱，更不值得，于是买了点儿治疗头昏的药就回去了。一天前，正在干活儿的李叔突然手脚活动不灵，与工友说话含糊不清。工友们觉得李叔肯定生病了，于是将他送到医院就诊。导诊台测血压高达230/145mmHg，完成检查后，李叔被诊断患有脑出血，好在抢救及时，出血量不大，治疗后没落下什么大毛病。

很多高血压患者没有什么症状，有些患者仅有轻度的头晕、头胀等，从而忽略自己的病情，如不定期监测血压，还不知道自己患了高血压，直到出现了并发症。健康成年人至少每年监测一次血压，易患高血压人群最好每半年测一次血压，及时发现、及时治疗。

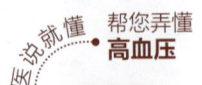

降压药能停吗

55岁的郭先生患高血压快10年了,起初还吃降压药,可是吃了大概有半年,觉得吃和不吃也没什么不一样,因为身体没有任何不舒服,于是就把降压药停掉了,平时也没有认真测量血压。

这个月初,郭先生凌晨时分突发后背疼痛,伴胸闷、憋气、大汗,持续1个多小时无缓解,送到医院被确诊为心肌梗死,经积极抢救,放了支架,在监护室住了4天,病情才逐渐稳定。

本来控制血压只需吃降压药,现如今不但面临生命危险,以后还需要吃很多治疗冠心病、心肌梗死的药物。高血压患者规律服药,就是为了降低心血管损伤的概率,提升生活质量,因此,药物不能随意停止。

本来控制血压只要吃降压药,如果不及时有效地控制血压,不但面临生命危险,以后还需要吃很多治疗并发症的药物,得不偿失。

气候变化引起血压波动

进入夏天,老王发现自己蹲坐久了突然站起来会双眼发黑、昏昏沉沉，一量血压偏低，血压值为100/60mmHg左右。老王寻思着降压药自己都吃了大半年了，血压都是稳定在120/70mmHg上下，要不要停药啊，血压都低了，这可怎么办呢？突然老王眼前一亮，隔壁心内科医生囡囡下班啦，老王赶紧走上前去问："囡囡，最近天气热了，我的血压怎么还下降了呢？我都是按你给我开的药好好吃的，这半年来血压都挺稳定的，怎么现在血压低了呢？"

"王叔叔，最近我回访病人时也发现，部分高血压患者进入夏天后血压会有所下降，是因为天热时血管扩张，血压下降了。还有就是夏天出汗多，丢失水分多，血容量减少，血压也会下降。我再给您量量血压，看这药要怎么调……"

医生小结　气温变化会引起血压波动。建议高血压患者监测自己的血压，尤其在换季时更应该加强监测。发现血压波动及时就医，在医生的指导下调整药物剂量。

海拔变低引起血压波动

60岁的扎西是位淳朴可爱的藏民，常年生活在海拔3400多米的香格里拉，平时的生活除了放牦牛就是喝酥油茶、吃糌粑。因为地理环境特殊，加上长期高盐、高脂饮食，扎西5年前就确诊了高血压。自此以后，扎西的饮食就清淡了很多，每天除了坚持吃降压药，还坚持运动，血压一直控制得很好。

春节过后，扎西来到昆明的三甲医院复查，结果刚到昆明两

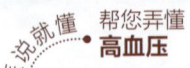

天，扎西就觉得头晕、乏力，白天提不起精神，晚上睡不好觉，赶紧到医院，一测血压才100/60mmHg。这可愁坏了扎西："医生医生，我在香格里拉时血压大多是在120~130/70~80mmHg，来到昆明后药也没换，也按量吃啊，到底是什么原因导致血压下降呢？"

医生不紧不慢地说："扎西呀，莫急莫急，这可能是海拔的变化引起的。昆明市中心海拔1800多米，比香格里拉低多啦！我们在临床上见到很多从高海拔地区到相对低海拔地区的患者的血压会下降，但是回到高海拔地区，血压又升高到之前的水平，所以你不用太担心。现在你的血压稍低，可以暂时减少高血压药的剂量，等回到香格里拉后，再按照原来的量吃，注意监测血压哦！"

海拔降低会导致血压也随之降低，需要根据血压水平请医生适时调整降压方案。

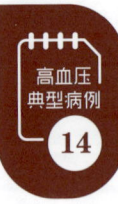

海拔变高引起血压波动

赵护士长在北京一家心血管病医院从事护理工作已经20多年了，国庆节过后，医院安排她到昆明指导工作。哪知刚下飞机没多久，她就头疼得厉害，整个脑袋晕晕乎乎的，浑身不舒服。回到宾馆，同事出于职业习惯赶紧为她量了血压，居然高到150/90mmHg了！"护士长，您好点儿了没有？平时您血压不挺好的吗，怎么突然高起来了？"赵护士长眉头紧锁道："我估摸是因为昆明海拔太高了我不适应吧，得赶紧休息，如果高反缓解了，我血压还这么高，那就得吃药啦。"

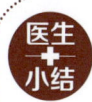
海拔对血压会产生影响,一般海拔越高,血压水平也会越高,因此居住地发生变化时,需要根据血压水平在医生指导下调整降压方案。

吸烟合并高血压

老王今年59岁,家里日子过得有滋有味,年纪大了干不动体力活儿了,闲下来没事干,每天就坐在家门口,眯眯眼,来包烟,赛过活神仙!几十多年过去了,他的一口白牙都被烟熏得棕黄棕黄的。这天,村长喊话让大家去体检,结果轮到他时,医生给他量了3次,血压都是135~140/85~90mmHg。随后3天,老王在药店量的血压也基本都是这个水平,但由于并没有头晕、眼花、胸闷、心慌这些症状,他就不愿去医院看病。这事被当医生的儿子知道了,赶紧回家跟老爸促膝长谈:"爸,吸烟是明确会引发心脏病的,平时我跟妈怎么劝您戒烟都不听,这下血压高了,您更得戒烟了。而且高血压还会引起心脏、肾脏、脑等重要脏器的损伤,后果很严重的。我三姑您还记得吧,那会儿我还在上学的时候就劝她,血压高到180~190/98~115mmHg了,必须得去医院好好检查吃药了,她就是不听,以为没什么不舒服就不吃药,后面高血压引起了主动脉夹层,她走得多急啊……"老王听后若有所思:"行,我戒,我戒行了吧!我也知道吸烟有害健康,这么多年了,哪有那么容易戒啊,现在看来不得不戒烟啦……"1个月以后，老王真把烟戒了，吃上了降压药，量血压稳定在120/70mmHg左右，这可把他高兴坏了，更是跟家人保证以后再也不吸烟啦！

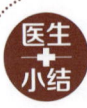

吸烟对身体危害很大，其中对肺和心脏的伤害是最大的，吸烟是很多心血管疾病如冠心病、高血压的危险因素，让我们摒弃吸烟这个不良嗜好，迎接健康的人生。

降压药能分享吗

王大伯退休后享受着慢生活，与志同道合的朋友一起爬爬山、喝喝茶，过得美滋滋的。一次，社区组织50岁以上的老人做免费健康体检，体检测量王大伯血压是150/100mmHg。社区人员告知王大伯他的血压偏高，建议到专业的医院进行检查并治疗。王大伯觉得社区人员说得太夸张了，自己每年都参加体检，从没发现任何问题，也没感觉到不舒服，就没太把这事放在心上。

几天后，王大伯与朋友一起爬山，聊天时提起自己前两天量了个血压有点高，刚好这位朋友就患有高血压，一听，不但分享了自己的经验，还分享了自己的降压药，王大伯十分感谢。从那以后，王大伯继续着自己的退休生活，在偶尔感到头晕时，吃一颗朋友分享的降压药，就觉得血压肯定降下来了，也没有测量血压。一天早晨起床后，王大伯突感头晕得厉害，吃了朋友分享的降压药也没起作用，刚好周末儿子在家，及时把王大伯送到了医院。

经过检查，王大伯确实患有高血压，医生为王大伯换上了适合他的降压药。经过医生的讲解，王大伯才明白，原来高血压分很多种类，降压药也有很多种类，要根据自己的情况选择合适的降压药物。王大伯回归了以前的生活状态，见人就分享自己的经历，告诫身边的朋友，降压药是不能分享的，及时到医院寻求医生的帮助才是正确的选择。

高血压分很多种类，降压药也有很多种类，要根据自己的情况选择合适的降压药物，才能有效降压。乐于助人是好事，但降压药物可不能共享，否则不仅不能帮助他人，可能还会耽误别人的病情，及时到医院寻求医生的帮助才是正确的选择。

不能擅用别人的降压药方

杨阿姨患高血压十余年，没有去过正规三甲医院住院检查，只是自己在小诊所开降压药吃，血压控制得不太理想，且药费不低。某天晚饭后，杨阿姨去小区散步，遇到邻居李姐，无意聊天说到血压的事，李姐说自己也是十余年的高血压患者，专科医院住院后查出是原发性高血压，现在吃着医院开的药，血压控制平稳，而且自己的费用很低。杨阿姨听说后，心想自己被诊所坑了，李姐的降压药不仅效果好，还很实惠，以后自己就买便宜的降压药吃，这样不仅省钱，还能控制血压。就这样杨阿姨去买了李姐同款降压药吃了一个多月。一天清晨，杨阿姨突然晕倒，被家属送医院就诊。经过一系列检查,她被诊断为继发性高血压。经历过这么一遭,杨阿姨才意识到不同类型的高血压患者吃的降压药不同,不能因为方便、省钱、盲目跟风,发现血压高应该及时就医,遵医嘱吃药。

高血压按发病原因分为原发性高血压和继发性高血压,不同类型的高血压吃的降压药是不同的。不能因为省钱或图方便而盲目跟风。血压高应该及时就医,听医生的建议对症用药,这样才能平稳有效降压。

高血压"只得一次"

52岁的张大叔郁郁寡欢地来医院就诊:"我最近感觉胸闷、头晕得厉害,昨天到社区医院检查说我有高血压,血压160/112mmHg。但我是五年前得的高血压,吃了一个星期药后就好了。"

"大叔,高血压不同于伤风感冒,是一类慢性疾病,需要医生通过综合治疗来控制血压,需要长期甚至终身服用降压药物。"

张大叔:"高血压不是只得一次啊?那原来不吃药也没什么不舒服的啊!而且我还年轻,不能总依靠药物生活吧?"

医生对张大叔说:"高血压用药后测量血压值正常是因为降压药物维持血压在正常水平,随意停药会导致血压再次升高,血压波动过大,会对心、脑、肾、血管造成伤害,比如会出现您说的胸闷、头晕等症状,严重时会出现脑梗死、心力衰竭、肾功能衰竭等。一定要遵医嘱及时服用或调整降压药,定期监测血压,做好复诊。"

张大叔回家按时服药,每天监测血压,定期复查后开心地说:"原来高血压不是'只得一次',要合理用药,不能私自停药。我现在头也不晕了,胸口也不闷了,生活质量也提高了。"

医生小结 高血压服药需要合理选择、长期坚持、规律服药,做好监测随访是持续平稳有效降压的基本保证,也可以减少高血压并发症的发生。

凭感觉降压

77岁的胡爷爷患高血压有三十余年了,偶尔感到头昏,在百度搜索学习了"饮食降压法",便开始了每天的粗粮、维生素、低盐低脂饮食生活。1个月后自己感觉身体较以往舒适、灵活,再无头昏等不适症状,觉得高血压那么多年,长期用药未减轻不适症状,而"饮食降压法"反而使自己身体强健很多,随后连续1周倍感舒适,每日测量血压正常后,胡爷爷便自行减量,直至停用了降压药。

停药3天后,胡爷爷感觉身体不适,有头昏症状,觉得可能饮食方案不能控制好血压,导致血压有所波动,又继续服用原来的降压药物,症状缓解。3个月后随访复查,候诊时认识了王大爷,被告知"血塞通"有降压效果,自己未咨询大夫,又购买"血塞通"服用。一段时间血压控制不佳后又自己凭感觉增加药物剂量。如此反

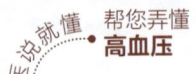

复多次后,因眩晕、血压控制不佳被家属送至医院就诊。

医生告知了胡爷爷用药的注意事项和禁忌,告诉他凭感觉降压的危险性,并普及了高血压的注意事项,规律服药、定期随访的必要性,单凭症状用药是不科学的,需要正确测量血压,监测血压情况,听医嘱按时按量服药。

 降压可不能凭感觉,也不能听信非专业人士的介绍。高血压患者要学会正确测量血压,根据血压监测的数据在医生指导下选择和调整降压药物。

吃零食治高血压

"不是说吃零食能治疗高血压吗?"王老太太和医生说道。王老太太在儿子的陪同下到医院急诊,她主诉头晕,测血压为160/110mmHg。

王老太太今年70岁,儿孙满堂到了安享晚年的时候,在日常生活中经常吃到儿孙们孝敬的食物。她在50多岁的时候便检查出患有高血压,十多年来一直靠药物维持血压稳定,零食也有所控制,总体来说王老太太的健康状况还是非常不错的,眼不花,耳不聋,还经常和小区其他老太太跳舞。这不,最近几年她不知从哪里听说零食可以治疗高血压,就没有把之前医生的嘱咐当一回事,在日常的生活中,该吃吃该喝喝,更是把零食当成了茶余饭后的点心,吃得不亦乐乎,就连降压药也不按时吃了,反而把零食当成了药。王老太太的儿孙知道这个情况后给老太太做思想工作,老太太心想,我这么多年都是这样过来的,不也没有发现什么大问题嘛!医生再次嘱咐老太太每天按时规律服药的重要性及合理健康的饮食习惯,不要听信偏方,假设就有那么一种"零食"可以降血压,那它为什么不改名为"降压药"?全国那么多高血压患者,这个零食生产商可要赚翻了。

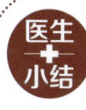
零食是不能降血压的,相反,一些高盐、高糖的零食还会升高血压。得了高血压一定要在医生指导下用药,规律服药,才能平稳控制血压。

我那么瘦,怎么会得高血压呢

32岁的小李是某公司的项目经理,平时工作压力大,经常加班熬夜,作息不规律。今年公司组织体检,测量血压为145/89mmHg,他觉得不可思议,自己的血压怎么会那么高呢?医生让他静坐休息了20分钟,再次测量,血压依然高达142/90mmHg。医生建议他到医院专科确诊是否为高血压。他觉得自己那么瘦,不会得高血压,家里人也没有高血压病史,便回家了。半个月后的一天,小李下班回家与家人发生口角,情绪非常激动,突然感觉头晕,休息片刻后又恢复了正常,于是第二天到医院挂号就诊,在诊室测血压为148/87mmHg。他还是有疑惑,问医生说,不是胖人才会得高血压吗?我身边也都是这样的情况。医生说

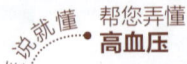

并不是这样,瘦人也会得高血压,现在人们的生活压力大,熬夜加班,生活不规律,长此以往也会导致高血压。医生给小李约了24小时动态血压监测,同时给了他一张血压测量记录表,需要登记日期、时间、高压、低压。还告诉他在家怎么测血压更标准,测血压需注意的事项。一个星期后,小李带着监测记录复诊,根据测量结果,其中3天的血压都高于140/90mmHg,明确了高血压的诊断。于是,"瘦子"小李也成为长期吃药的高血压患者了。

高血压不是"胖子"的专利,很多体型正常甚至偏瘦的人也会患高血压,千万不能因为自己瘦就不关注血压哦!

高血压与生活习惯

小马趁着假期在夜店兼职做DJ,夜晚的到来就是他工作的开始。因为长时间熬夜,无节制喝酒,白天泡网吧打游戏,烟一支接一支地抽,每天的睡眠时间加起来都不到4个小时,小马感觉头越来越涨,越来越痛,浑身不舒服,被女朋友拖着来到医院,测量血压为153/105mmHg。不以为然的小马仍不愿意住院检查,带着医生开的降压药就回去了。

女朋友怕他身体吃不消,盯着他每天按时吃药,凌晨下班后在家休息,不准去泡网吧。坚持了一段时间后,小马感觉自己好多了,去医院复诊血压也降到了正常值,觉得自己光吃药就可以了。渐渐的,又恢复了往常的习惯,和好兄弟们喝酒越来越凶,组队泡网吧打游戏的频率也越来越高,心想着"反正我吃着药,血压也不会高到哪里去"。可是就在这一天,正在打游戏的小马觉得自己头痛欲裂,心慌、出汗,还开始流鼻血。这次吓得他赶紧打车到医院急诊就诊,一量血压到了201/135mmHg。医生告诉小马他这是高血压亚急症,给小马开了口服药和静脉药,让他的血压短时间内降到了一个安全的范围,小马自己也感觉到缓解了许多。"劫后余生"的他认真听着医生说的每一句话,明白了不是吃着药就万事大吉,降压药不是"神药",要辅以健康的生活习惯才能更好地控制血压。

按时服用降压药物与生活方式的改变是降压治疗中至关重要的两个部分。其中,生活方式的改变是降压的基础。在治疗过程中还应该监测血压,根据血压水平在医生指导下及时调整降压方案。不要到发生严重并发症时才想起到医院就诊,那样可能会延误干预的最佳时机,导致严重后果,甚至危及生命。

第六章

附 件

基层常用降压药物用法、适应证、禁忌证及不良反应

中国3~17岁男童每岁、身高对应的血压标准

中国3~17岁女童每岁、身高对应的血压标准

常见富含钠的食物（/100g食物）

常见富含钾的食物（/100g食物）

常见高饱和脂肪酸食物（/100g食物）

常见高胆固醇食物（/100g食物）

基层常用降压药物用法、适应证、禁忌证及不良反应

分类	名称	每次剂量	服药(次/天)	推荐常用起始用法[1]	适应证[2]	禁忌证[2]	主要不良反应[2]
A (ACEI)	卡托普利	12.5~50mg	2~3	12.5mgTid	心肌梗死后；心力衰竭；左心室肥厚；外周动脉粥样硬化；糖尿病肾病；非糖尿病肾病；蛋白尿；微量蛋白尿；代谢综合征；糖尿病	绝对禁忌：妊娠；高血钾；双侧肾动脉狭窄；相对禁忌：严重肾功能不全：肌酐>3mg/dl（265μmol/L）；可能怀孕的女性	咳嗽 血管神经性水肿
	依那普利	5~20mg	1~2	5mgBid			
	培哚普利	4~8mg	1	4mgQd			
	贝那普利	10~20mg	1~2	10mgQd			
	雷米普利	1.25~10mg	1	5mgQd			
	福辛普利	10~40mg	1	10mgQd			
	赖诺普利	5~83mg	1	5mgQd			
	咪达普利	2.5~10mg	1	5mgQd			
A (ARB)	缬沙坦	80~160mg	1	80mgQd	心力衰竭，左心室肥厚；心肌梗死后；糖尿病肾病；蛋白尿；微量白蛋白尿；代谢综合征；糖尿病；ACEI引起的咳嗽	同ACEI	血管神经性水肿
	氯沙坦	25~100mg	1	50mgQd			
	厄贝沙坦	150~300mg	1	150mgQd			
	替米沙坦	20~80mg	1	40mgQd			
	坎地沙坦	4~12mg	1	4mgQd			
	奥美沙坦酯	20~40mg	1	20mgQd			
	阿利沙坦酯	80~240mg	1	240mgQd			
B (β受体阻滞剂)	阿替洛尔	6.25~25mg	1~2	6.25mgBid	心绞痛；心肌梗死后；心力衰竭；快速型心律失常；心衰 拉贝洛尔适用于妊娠高血压	绝对禁忌：二度、三度房室阻滞哮喘 相对禁忌：慢性阻塞性肺疾病 外周动脉疾病	心动过缓 支气管痉挛
	美托洛尔	12.5~100mg	2	25mgBid			
	美托洛尔缓释片	23.75~190mg	1	47.5mgQd			
	比索洛尔	2.5~10mg	1~2	5mgQd			
	卡维地洛	3.125~25mg	2	6.25mgBid			
	阿罗洛尔	5~1Cmg	2	5mgBid			
	拉贝洛尔	100~200mg	2	100mgBid			

续表

分类	名称	每次剂量	服药(次/天)	推荐常用起始用法[1]	适应证[2]	禁忌证[2]	主要不良反应[2]
C（二氢吡啶类钙拮抗剂）	尼群地平	10~20mg	2	10mgBid	左心室肥厚；老年单纯收缩期高血压；心绞痛；动脉粥样硬化；代谢综合征	**相对禁忌：**快速型心律失常 充血性心力衰竭	头痛 面部潮红 踝部水肿 心跳加快 牙龈增生
	硝苯地平	5~20mg	2~3	10mgTid			
	硝苯地平缓释片	10~40mg	1~2	20mgBid			
	硝苯地平控释片	30~60mg	1	30mgQd			
	非洛地平缓释片	2.5~10mg	1	5mgQd			
	氨氯地平	2.5~10mg	1	5mgQd			
	左旋氨氯地平	2.5~5mg	1	2.5mgQd			
	拉西地平	2~8mg	1	2mgQd			
	贝尼地平	4~8mg	1	4mgQd			
	乐卡地平	10~20mg	1	10mgQd			
	西尼地平	5~10mg	1	5mgQd			
D（噻嗪类利尿剂）	氢氯噻嗪	6.25~25mg	1	12.5mgQd	老年单纯收缩期高血压 心力衰竭	**绝对禁忌：**痛风 **相对禁忌：**妊娠	低血钾
	吲达帕胺	0.625~2.5mg	1	1.25mgQd			
	吲达帕胺缓释片	1.5mg	1	1.5mgQd			

续表

分类	名称	每次剂量	服药(次/天)	推荐常用起始用法[1]	适应证[2]	禁忌证[2]	主要不良反应[2]
单片复方制剂	复方卡托普利	1~2片	2~3	1片Tid	单药未达标或需两种及以上药物治疗的高血压	相应成分的禁忌证	相应成分的不良反应
	依那普利氢氯噻嗪（Ⅱ）	1片	1	1片Qd			
	贝那普利氢氯噻嗪	1片	1	1片Qd			
	赖诺普利氢氯噻嗪	1片	1	1片Qd			
	氯沙坦钾氢氯噻嗪	1片	1	1片Qd			
	缬沙坦氢氯噻嗪	1~2片	1	1片Qd			
	厄贝沙坦氢氯噻嗪	1片	1	1片Qd			
	替米沙坦氢氯噻嗪	1片	1	1片Qd			
	氨氯地平贝那普利	1片	1	1片Qd			
	缬沙坦氨氯地平	1片	1	1片Qd			
传统单片复方制剂	复方利血平片	1~3片	2~3	1片Tid	单药未达标或需两种及以上药物治疗的高血压	相应成分的禁忌证	相应成分的不良反应
	复方利血平氨苯蝶啶片（0号）	1片	1	1片Qd		活动性溃疡	

注：1. 推荐常用起始用法适用于一般高血压患者，对于合并心力衰竭或≥80岁易发生直立性低血压的老年患者仍建议从更小剂量开始。Qd：每日1次；Bid：每日2次；Tid：每日3次。2. 每种药物的适应证、禁忌证及不良反应以说明书为准。ACEI:血管紧张素转换酶抑制剂；ARB:血管紧张素Ⅱ受体拮抗剂

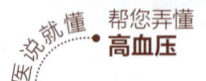

中国3~17岁男童每岁、身高对应的血压标准

年龄（岁）	身高百分位值	身高范围（cm）	收缩压（mmHg）				舒张压（mmHg）			
			P_{50}	P_{90}	P_{95}	P_{99}	P_{50}	P_{90}	P_{95}	P_{99}
3	P_5	<96	88	99	102	108	54	62	65	72
	P_{10}	96~97	88	100	103	109	54	63	65	72
	P_{25}	98~100	89	101	104	110	54	63	66	72
	P_{50}	101~103	90	102	105	112	54	63	66	73
	P_{75}	104~106	91	103	107	113	55	63	66	73
	P_{90}	107~108	92	104	107	114	55	63	66	73
	P_{95}	≥109	93	105	108	115	55	63	66	73
4	P_5	<102	89	101	104	111	55	64	67	74
	P_{10}	102~104	90	102	105	111	55	64	67	74
	P_{25}	105~107	91	103	106	113	55	64	67	74
	P_{50}	108~110	92	104	108	114	56	64	67	74
	P_{75}	111~113	93	106	109	115	56	64	67	74
	P_{90}	114~116	94	107	110	117	56	65	68	75
	P_{95}	≥117	95	107	111	117	56	65	68	75
5	P_5	<109	92	104	107	114	56	65	68	75
	P_{10}	109~110	92	104	107	114	56	65	68	75
	P_{25}	111~113	93	105	109	115	56	65	68	75
	P_{50}	114~117	94	106	110	117	57	65	69	76
	P_{75}	118~120	95	108	111	118	57	66	69	76
	P_{90}	121~123	96	109	112	119	58	67	70	77
	P_{95}	≥124	97	110	113	120	58	67	70	77
6	P_5	<114	93	105	109	115	57	66	69	76
	P_{10}	114~116	94	106	110	116	57	66	69	76
	P_{25}	117~119	95	107	111	117	58	66	69	77
	P_{50}	120~123	96	108	112	119	58	67	70	78
	P_{75}	124~126	97	110	113	120	59	68	71	78
	P_{90}	127~129	98	111	115	121	59	69	72	79
	P_{95}	≥130	99	112	116	123	60	69	73	80

注：一组数据按从小到大排序，位于90%位的数值大小即为P_{90}

续表

年龄（岁）	身高百分位值	身高范围（cm）	收缩压（mmHg）				舒张压（mmHg）			
			P_{50}	P_{90}	P_{95}	P_{99}	P_{50}	P_{90}	P_{95}	P_{99}
7	P_5	<118	94	106	110	117	58	67	70	77
	P_{10}	118~120	95	107	111	118	58	67	70	78
	P_{25}	121~123	96	108	112	119	59	68	71	78
	P_{50}	124~127	97	110	113	120	59	68	72	79
	P_{75}	128~131	98	112	115	122	60	70	73	81
	P_{90}	132~135	100	113	117	124	61	71	74	82
	P_{95}	≥136	100	114	117	125	62	71	74	83
8	P_5	<121	95	108	111	118	59	68	71	78
	P_{10}	121~123	95	108	112	119	59	68	71	79
	P_{25}	124~127	97	110	113	120	60	69	72	80
	P_{50}	128~132	98	111	115	122	61	70	73	81
	P_{75}	133~136	99	113	117	124	62	71	74	82
	P_{90}	137~139	101	114	118	125	62	72	75	83
	P_{95}	≥140	103	115	119	127	63	73	76	84
9	P_5	<125	96	109	112	119	60	69	72	80
	P_{10}	125~128	96	109	113	120	60	69	73	80
	P_{25}	129~132	98	111	115	122	61	71	74	82
	P_{50}	133~137	99	113	11	124	62	72	75	83
	P_{75}	138~142	101	115	119	126	63	73	76	84
	P_{90}	143~145	102	116	120	128	64	73	77	85
	P_{95}	≥146	103	117	121	129	64	74	77	85
10	P_5	<130	97	110	114	121	61	70	74	80
	P_{10}	130~132	98	111	115	122	62	71	74	80
	P_{25}	133~137	99	113	116	124	62	72	75	82
	P_{50}	138~142	101	115	119	126	63	73	77	83
	P_{75}	143~147	102	117	120	128	64	74	77	84
	P_{90}	148~151	104	118	122	130	64	74	77	85
	P_{95}	≥152	105	119	123	131	64	74	77	85

续表

年龄(岁)	身高百分位值	身高范围(cm)	收缩压(mmHg)				舒张压(mmHg)			
			P_{50}	P_{90}	P_{95}	P_{99}	P_{50}	P_{90}	P_{95}	P_{99}
11	P_5	<134	98	111	115	122	62	72	75	83
	P_{10}	134~137	99	112	116	124	63	72	76	84
	P_{25}	138~142	100	114	118	126	64	73	77	85
	P_{50}	143~147	102	116	120	128	64	74	78	86
	P_{75}	149~153	104	119	123	130	64	74	78	86
	P_{90}	154~157	106	120	124	132	64	74	78	86
	P_{95}	≥158	106	121	125	133	64	74	78	86
12	P_5	<140	100	113	117	125	64	73	77	85
	P_{10}	140~144	101	115	119	126	64	74	78	86
	P_{25}	145~149	102	117	121	128	65	75	78	86
	P_{50}	150~155	104	119	123	131	65	75	78	86
	P_{75}	156~160	106	121	125	133	65	75	78	86
	P_{90}	161~164	108	123	127	135	65	75	78	87
	P_{95}	≥165	108	124	128	136	65	75	78	87
13	P_5	<147	102	116	120	128	65	75	78	86
	P_{10}	147~151	103	117	121	129	65	75	78	87
	P_{25}	152~156	104	119	123	131	65	75	79	87
	P_{50}	157~162	106	121	125	133	65	75	79	87
	P_{75}	163~167	108	123	128	136	65	75	79	87
	P_{90}	168~171	110	125	130	138	66	76	79	87
	P_{95}	≥172	110	126	130	139	66	76	79	88
14	P_5	<154	103	118	122	130	65	75	79	87
	P_{10}	154~157	104	119	124	132	65	75	79	87
	P_{25}	158~162	106	121	125	133	65	75	79	87
	P_{50}	163~167	108	123	128	136	65	75	80	87
	P_{75}	168~172	109	125	130	138	66	76	80	88
	P_{90}	173~176	111	127	131	140	66	76	80	88
	P_{95}	≥177	112	128	133	141	67	77	80	89

续表

年龄（岁）	身高百分位值	身高范围（cm）	收缩压（mmHg）				舒张压（mmHg）			
			P_{50}	P_{90}	P_{95}	P_{99}	P_{50}	P_{90}	P_{95}	P_{99}
15	P_5	<158	105	120	124	132	65	76	79	87
	P_{10}	158~161	106	121	125	133	65	76	79	87
	P_{25}	162~166	107	122	127	135	66	76	79	87
	P_{50}	167~170	109	124	128	137	66	76	79	87
	P_{75}	171~174	110	126	131	139	66	77	79	88
	P_{90}	175~178	112	128	132	141	67	77	80	88
	P_{95}	≥179	113	129	133	142	67	77	80	89
16	P_5	<161	105	121	125	133	66	76	79	88
	P_{10}	161~164	106	121	126	134	66	76	79	88
	P_{25}	165~168	107	123	127	136	66	76	80	88
	P_{50}	169~172	109	125	128	138	66	76	80	88
	P_{75}	173~176	111	126	131	140	67	77	80	89
	P_{90}	177~179	112	128	133	141	67	77	81	90
	P_{95}	≥180	113	129	134	142	67	78	81	90
17	P_5	<163	106	121	126	134	66	76	80	88
	P_{10}	163~165	107	122	126	135	66	76	80	88
	P_{25}	166~169	108	124	128	136	66	76	80	88
	P_{50}	170~173	109	125	130	138	67	77	80	89
	P_{75}	174~177	111	127	131	140	67	77	81	89
	P_{90}	178~180	112	129	133	142	67	78	81	90
	P_{95}	≥181	113	129	134	143	68	78	82	90

中国3~17岁女童每岁、身高对应的血压标准

年龄（岁）	身高百分位值	身高范围（cm）	收缩压（mmHg）				舒张压（mmHg）			
			P_{50}	P_{90}	P_{95}	P_{99}	P_{50}	P_{90}	P_{95}	P_{99}
3	P_5	<95	87	99	102	108	55	63	67	74
	P_{10}	95~96	88	99	103	109	55	63	67	74
	P_{25}	97~99	88	100	103	110	55	64	67	74
	P_{50}	100~102	89	101	104	111	55	64	67	74
	P_{75}	103~105	90	102	105	112	55	64	67	74
	P_{90}	106~107	91	103	106	113	55	64	67	75
	P_{95}	≥108	91	103	107	113	56	64	67	75
4	P_5	<101	89	101	105	111	56	64	67	75
	P_{10}	101~103	89	101	105	111	56	64	67	75
	P_{25}	104~106	90	102	106	112	56	64	67	75
	P_{50}	107~109	91	103	107	113	56	64	67	75
	P_{75}	110~112	92	104	107	114	56	65	68	75
	P_{90}	113~114	93	105	109	115	56	65	68	76
	P_{95}	≥115	93	105	109	115	56	65	68	76
5	P_5	<108	91	103	106	113	56	65	68	76
	P_{10}	108~109	91	103	107	113	56	65	68	76
	P_{25}	110~112	92	104	107	114	56	65	68	76
	P_{50}	113~116	93	105	109	115	57	65	68	76
	P_{75}	117~119	93	106	109	116	57	66	69	77
	P_{90}	120~122	94	107	111	117	58	66	70	77
	P_{95}	≥123	95	108	111	118	58	67	70	78
6	P_5	<113	92	104	108	115	57	65	69	76
	P_{10}	113~114	92	105	108	115	57	66	69	77
	P_{25}	115~118	93	106	109	116	57	66	69	77
	P_{50}	119~121	94	107	110	117	58	67	70	78
	P_{75}	122~125	95	108	112	118	58	67	71	79
	P_{90}	126~128	96	109	113	119	59	68	71	79
	P_{95}	≥129	97	110	114	121	59	69	72	80

注：一组数据按从小到大排序，位于90%位的数值大小即为P_{90}

续表

年龄（岁）	身高百分位值	身高范围（cm）	收缩压（mmHg）				舒张压（mmHg）			
			P_{50}	P_{90}	P_{95}	P_{99}	P_{50}	P_{90}	P_{95}	P_{99}
7	P_5	<116	93	105	109	115	57	66	69	77
	P_{10}	116~118	93	106	109	116	57	66	69	77
	P_{25}	119~122	94	107	110	117	58	67	70	78
	P_{50}	123~126	95	108	112	119	59	68	71	79
	P_{75}	127~130	96	109	113	120	59	69	72	80
	P_{90}	131~133	97	111	114	122	60	69	73	81
	P_{95}	≥134	98	112	115	122	61	70	73	82
8	P_5	<120	94	106	110	116	58	67	70	78
	P_{10}	120~122	94	107	111	117	58	67	71	79
	P_{25}	123~126	95	108	112	119	59	68	71	79
	P_{50}	127~131	96	109	113	120	60	69	72	80
	P_{75}	132~135	98	111	115	122	61	70	73	82
	P_{90}	136~138	99	112	116	123	61	71	74	83
	P_{95}	≥139	100	113	117	124	62	71	75	83
9	P_5	<124	95	108	111	118	59	68	71	79
	P_{10}	124~127	95	108	112	119	59	68	72	80
	P_{25}	128~132	97	110	113	120	60	69	73	81
	P_{50}	133~136	98	111	115	122	61	71	74	82
	P_{75}	137~141	100	113	117	124	62	72	75	84
	P_{90}	142~145	101	114	118	125	63	72	76	84
	P_{95}	≥146	102	115	119	126	63	73	76	85
10	P_5	<130	96	109	113	120	60	69	73	81
	P_{10}	130~133	97	110	114	121	61	70	73	82
	P_{25}	134~138	99	112	116	123	62	71	75	83
	P_{50}	139~143	100	113	117	124	63	72	76	84
	P_{75}	144~147	101	115	119	126	63	73	76	85
	P_{90}	148~151	103	116	120	128	63	73	77	85
	P_{95}	≥152	103	117	121	129	64	73	77	86

续表

年龄（岁）	身高百分位值	身高范围（cm）	收缩压（mmHg）				舒张压（mmHg）			
			P_{50}	P_{90}	P_{95}	P_{99}	P_{50}	P_{90}	P_{95}	P_{99}
11	P_5	<136	98	112	115	122	62	71	75	83
	P_{10}	136~139	99	113	116	123	62	72	75	84
	P_{25}	140~144	101	114	118	125	63	73	76	85
	P_{50}	145~149	102	116	120	127	64	73	77	86
	P_{75}	150~154	103	117	121	128	64	74	77	86
	P_{90}	155~157	104	118	122	129	64	74	77	86
	P_{95}	≥158	104	118	122	130	64	74	77	86
12	P_5	<146	100	113	117	124	63	73	76	85
	P_{10}	142~145	101	114	118	125	63	73	77	85
	P_{25}	146~150	101	116	120	127	64	74	77	86
	P_{50}	151~154	103	117	121	129	64	74	78	86
	P_{75}	155~158	104	118	122	130	64	74	78	87
	P_{90}	159~162	105	119	123	130	64	74	78	87
	P_{95}	≥163	105	119	123	131	64	74	78	87
13	P_5	<147	101	115	119	126	64	74	77	86
	P_{10}	147~149	102	116	120	127	64	74	78	87
	P_{25}	150~153	103	117	121	128	64	74	78	87
	P_{50}	154~157	104	118	122	129	65	74	78	87
	P_{75}	158~161	105	119	122	130	65	74	78	87
	P_{90}	162~164	105	119	123	131	65	74	78	87
	P_{95}	≥165	105	119	123	131	65	75	78	87
14	P_5	<149	102	116	120	128	65	75	79	87
	P_{10}	149~152	103	117	121	128	65	75	79	88
	P_{25}	153~155	104	118	122	129	65	75	79	88
	P_{50}	156~159	105	119	123	130	65	75	79	88
	P_{75}	160~163	105	119	123	131	65	75	79	88
	P_{90}	164~166	105	120	124	131	65	75	79	88
	P_{95}	≥167	106	120	124	131	65	75	79	88

续表

年龄（岁）	身高百分位值	身高范围（cm）	收缩压（mmHg）				舒张压（mmHg）			
			P_{50}	P_{90}	P_{95}	P_{99}	P_{50}	P_{90}	P_{95}	P_{99}
15	P_5	<151	103	116	120	128	65	75	79	87
	P_{10}	151~152	103	117	121	128	65	75	79	88
	P_{25}	153~156	104	118	122	129	65	75	79	88
	P_{50}	157~160	105	119	123	130	65	75	79	88
	P_{75}	161~163	105	119	123	131	65	75	79	88
	P_{90}	164~166	105	120	124	131	65	75	79	88
	P_{95}	≥167	106	120	124	131	65	75	79	88
16	P_5	<151	103	117	121	128	65	75	79	88
	P_{10}	151~153	103	117	121	129	65	75	79	88
	P_{25}	154~157	104	118	122	130	65	75	79	88
	P_{50}	158~160	105	119	123	130	65	75	79	88
	P_{75}	161~164	105	119	123	131	65	76	79	88
	P_{90}	165~167	106	120	124	131	65	76	79	88
	P_{95}	≥168	106	120	124	132	65	76	79	88
17	P_5	<152	103	117	121	129	66	76	79	88
	P_{10}	152~154	104	118	122	129	66	76	79	89
	P_{25}	155~157	104	118	122	130	66	76	80	89
	P_{50}	158~161	105	119	123	130	66	76	80	89
	P_{75}	162~164	105	119	124	131	66	76	80	89
	P_{90}	165~167	106	120	124	132	66	76	80	89
	P_{95}	≥168	106	120	124	132	66	76	80	89

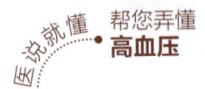

常见富含钠的食物（/100g食物）

食物名称	钠/mg	对应盐含量/g	食物名称	钠/mg	对应盐含量/g
鸡精	18 864	47.9	扒鸡	1 001	2.5
味精	8 160	20.7	九制梅肉	958	2.4
辣椒酱	8 028	20.4	鱼丸	854	2.2
老抽	6 910	17.5	开心果(熟)	756	1.9
生抽	6 385	16.2	沙拉酱	734	1.9
普通酱油	5 757	14.6	饼干(咸)	697	1.8
虾米	4 892	12.4	豆香干	690	1.7
榨菜	4 253	10.8	热狗(原味)	684	1.7
腐乳(红)	3 091	7.8	瓜子(熟)	635	1.6
咸鸭蛋	2 706	6.9	山楂脯	619	1.6
甘草杏	2 574	6.5	油条	585	1.5
鱼片干	2 321	5.9	奶酪	585	1.5
甜面酱	2 097	5.3	蚕豆(炸)	548	1.4
奶油五香豆	1 577	4.0	春卷(素馅)	536	1.4
盐水花甲(熟)	1 557	4.0	比萨饼(夹奶酪)	533	1.3
草鱼(重)	1 292	3.3	午餐肉	529	1.3
蟹棒	1 242	3.2	三明治(夹火腿、干酪)	528	1.3
方便面	1 144	2.9	咸面包	526	1.3
番茄沙司	1 047	2.7	薯片	509	1.3

常见富含钾的食物（/100g食物）

食物名称	钾/mg	食物名称	钾/mg
口蘑	3 106	葡萄干	995
甲级龙井	2 812	番茄酱	985
棒蘑	2 493	扇贝	969
红茶	1 934	芥菜干	883
黄豆粉	1 890	赤小豆	860
紫菜(干)	1 796	猪肝	855
海苔	1 774	绿豆	787
绿茶	1 661	杏干	783
银耳	1 588	火鸡腿	708
桂圆	1 348	金针菜(黄花菜)	610
墨鱼(干)	1 261	花生仁(生)	587
榛子(干)	1 244	麦片	576
蘑菇(干)	1 225	枣(干)	524
芸豆(红)	1 215	牛肉干	510
冬菇(干)	1 155	红心萝卜	385
鱿鱼	1 131	芋头(芋艿)	378
马铃薯粉	1 075	香蕉	208
扁豆(白)	1 070		

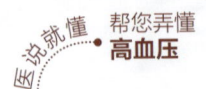

常见高饱和脂肪酸食物（/100g食物）

食物名称	脂肪含量/g	饱和脂肪酸/g	食物名称	脂肪含量/g	饱和脂肪酸/g
黄油	98.0	52.0	鸭	19.7	5.6
奶油	97.0	42.8	酱鸭	18.4	5.9
猪肉(肥)	88.6	10.8	烤鸡	16.7	4.6
腊肠	48.3	18.4	鸡胸肉	5.0	1.6
香肠	40.7	14.8	扒鸡	11.0	3.3
北京烤鸭	38.4	12.7	鹅	19.9	5.5
猪肉(软五花)	35.3	12.0	酱牛肉	11.9	5.5
猪大肠	18.7	7.7	牛舌	13.3	5.7
猪肉(后臀尖)	30.8	10.8	羊肉(肥瘦)	14.1	6.2
猪肉(后肘)	28.0	9.4	羊肉串(烤)	10.3	4.0
叉烧肉	16.9	5.1	鸭蛋	13.0	3.8
午餐肉	15.9	5.0	鸭蛋黄	33.8	7.8
金华火腿	28.0	8.2	鸡蛋(红皮)	11.1	3.3
火腿	27.4	9.2	鸡蛋黄	28.2	6.3
全脂奶粉	21.2	11.7	鹌鹑蛋	11.1	4.1

常见高胆固醇食物（/100g食物）

食物名称	胆固醇/mg	食物名称	胆固醇/mg
鸡蛋黄	2 850	牛肉松	169
猪脑	2 571	猪肚	165
鸭蛋黄	1 576	奶油蛋糕	161
鸡蛋黄	1 510	沙丁鱼	158
鸡蛋(全)	585	猪心	151
鹌鹑蛋	515	羊大肠	150
鱿鱼干	871	猪小排	146
虾皮	428	扇贝(鲜)	140
猪肾	354	猪大肠	137
羊肝	349	腊肉(生)	123
牛肝	297	火腿	120
黄油	296	牛肉干	120
猪肝	288	驴肉(酱)	116
明虾	273	猪肉松	111
河蟹	267	羊肉串(烤)	110
奶油	209	猪肉(肥)	109
炸鸡	198	猪肉(肋条肉)	109
基围虾	181	羊肉(里脊)	107